Carl-Auer

Giorgio Nardone

Pirouetten im Supermarkt

Strategische Interventionen für Therapie und Selbsthilfe

Aus dem Englischen von Astrid Hildenbrand

Fünfte Auflage, 2026

Umschlaggestaltung: Uwe Göbel
Redaktion: Uli Wetz
Satz: Verlagsservice Hegele, Heiligkreuzsteinach
Printed in Germany
Druck und Bindung: CPI books GmbH, Leck

Fünfte Auflage, 2026

Das Original erschien unter dem Titel »Psicosoluzioni«

Bibliografische Information der Deutschen Nationalbibliothek:
Die Deutsche Nationalbibliothek verzeichnet diese Publikation
in der Deutschen Nationalbibliografie; detaillierte bibliografische
Daten sind im Internet über http://dnb.d-nb.de abrufbar.

Informationen zu unserem gesamten Programm, unseren Autoren
und zum Verlag finden Sie unter: **https://www.carl-auer.de/**.
Dort können Sie auch unseren Newsletter abonnieren.

Inhalt

Vorwort

Es würde mich gar nicht überraschen, wenn viele LeserInnen dieses Buches, die Giorgio Nardones Arbeiten bisher noch nicht kennen, ähnlich reagieren würden wie zunächst manche TeilnehmerInnen in Weiterbildungen, die er an meinem Institut durchgeführt hat: Intensive Neugier wechselt sich ab mit Erstaunen, Ungläubigkeit, dann wieder mit zum Teil heftiger Irritation – und schließlich zunehmend mit angeregtem Interesse und einem faszinierten Begreifen, dass hier tatsächlich jemand mit enorm profunder Sachkenntnis, präzise strukturierendem, klarem Geist und einer beeindruckenden Form von Empathie und Wertschätzung auf ungewöhnliche Art zu befreienden Lösungen anregt.

Was Giorgio Nardone tut und mit unbestechlicher Konsequenz in seiner Arbeit umsetzt, erscheint nur für unsere übliche Denkweise und für unseren gewohnten kulturellen Konsens ungewöhnlich, die beide sehr stark auf linear-kausalen Denkmustern aufbauen. Solche linear-kausalen Denkmuster sind adäquat für tote Systeme wie Bügeleisen, Autos etc., nicht aber für lebende Systeme wie z. B. Menschen. Für diese gelten andere Organisationsprinzipien, nämlich die einer zirkulären Wechselwirkungsdynamik. Berücksichtigt man das, wird schnell einsichtig, dass menschliches Erleben und Verhalten Ausdruck von netzwerkartig aufgebauten dynamischen Mustern sind, bei denen sich viele Elemente (Denken, Fühlen, körperliche Reaktionen/Physiologisches, Verhalten, Beziehungsgestaltung und Kommunikation) ständig gegenseitig beeinflussen und oft auch selbstrückbezüglich stabilisierend aufeinander einwirken. Das bedeutet aber auch, dass man für eine Veränderung von solchen Mustern, selbst wenn sie als langjährig stabil erscheinen, keineswegs alles kognitiv verstehen oder »durcharbeiten« muss. Entscheidend wird vielmehr, dass man Unterschiede in diese Muster einführt. Dabei genügt es meist, nur wenige Elemente des Musters zu verändern, denn da alle Elemente miteinander vernetzt sind, reicht schon eine kleine Änderung aus, um das ganze Muster quasi zum Schwingen zu bringen und Öffnungen für neue Wahrnehmungen, Erlebnisse, Gefühle, körperliche Reaktionen, Verhalten etc. bewirken zu können.

Genau dies schafft Giorgio Nardone mit seinen Konzepten in äußerst präziser, meist punktgenauer Weise. Er baut dabei insbesondere auf das bewährte Fundament der berühmten Palo-Alto-Gruppe am Mental Research Institute (M. R. I.) in Kalifornien. Diese wiederum hat den größten Teil ihrer Strategien abgeleitet aus dem Studium der Arbeiten von Milton Erickson und vielen Diskussionen mit ihm (insbesondere durch John Weakland und Jay Haley). Giorgios besonderer väterlicher Freund und Mentor war über viele Jahre Paul Watzlawick. Zusammen haben sie mehrere Bücher geschrieben und viele Seminare durchgeführt, und Giorgio, der nicht nur ein brillanter Denker, sondern für seine Freunde auch ein sehr loyaler und Anteil nehmender Unterstützer ist, hat bis zu Watzlawicks Tod immer intensiven Kontakt mit ihm und seiner Familie gehalten.

In seiner Arbeit geht Giorgio Nardone aber auch weit über die wertvollen Vorarbeiten des MRI hinaus. Deren großes Verdienst war es z. B., sich ganz konsequent auf die bisherigen Lösungsversuche ihrer Klienten zu konzentrieren, mit der Annahme, dass diese Lösungsversuche das Problem aufrecht erhalten haben, denn sonst wäre es schon gelöst (»Die Lösung ist das Problem« und »Lösungsversuche vom Typ ›mehr desselben‹ bringen einfach nur mehr desselben«). Ihre Interventionen zielen so gut wie immer darauf ab, bisher angewandte Lösungsstrategien zu verändern, mit der (jeweils bestätigten) Erwartung, dass sich dann das Problemmuster konstruktiv verändern bzw. auflösen wird. Giorgio hat diese Konzeption erweitert um die aus der chinesischen Kultur stammenden *Strategeme*, aber auch mit vielen anderen wichtigen Konzepten aus der Logik, und dies mit bestechend klarer Systematik.

In diesem Buch werden, um die Komplexität zu reduzieren, in vielen Fallbeispielen nur die Zusammenfassungen der Kooperation mit KlientInnen geschildert, wodurch eher die (durchaus sehr wichtigen) Oberflächenphänomene dieser Arbeit sichtbar werden. Darunter liegt aber eine äußerst differenzierte Systematik, mit der Giorgio Nardone die jeweils einzigartige Musterorganisation der betreffenden KlientInnen erfasst und betrachtet. Es werden nicht einfach die immer gleichen Standardinterventionen schematisch abgespult, sondern jedes Muster wird jeweils sehr detailliert erfasst, und erst dann wird eine passgenaue Intervention entwickelt und angeboten. Die Art des Angebots wird dabei sensibel und präzise auf die Sprachmuster, Werte und Denkhaltungen der Adressaten abgestimmt.

Auch hierin bewegt sich Giorgio Nardone ganz in der Tradition von Milton Erickson und seinen vielfältigen »Pacing«- und Utilisationsstrategien, auf den ja zum großen Teil auch die Konzepte der Palo-Alto-Gruppe zurückgehen, aber auch die von Steve de Shazer, die des NLP, meine eigenen Konzepte, ja sogar der größte Teil der Interventionsstrategien der systemischen Tradition (die Mailänder Gruppe um Selvini, Boscolo, Cecchin hat ihre systemische Konzeption in Klausuren mit Paul Watzlawick entwickelt).

Bei vielen der hier beschriebenen Fallbeispiele wird man sich fragen, wie Giorgio Nardone KlientInnen dazu bringt, solch ungewöhnliche, teilweise völlig absurd erscheinende Interventionen umzusetzen. Es würde mich auch nicht wundern, wenn sich manche LeserInnen irritiert zeigen und sein Vorgehen womöglich als manipulativ, zynisch, unempathisch bewerten und es als abwertend gegenüber den KlientInnen betrachten.

Giorgio Nardone selbst bezeichnet ja einige seiner zentralen Interventionen als hilfreiche Täuschungsmanöver, Tricks etc. Bei manchen LeserInnen, die die Konzepte und ihre differenzierten Interventionsprozesse noch nicht kennen und seine Arbeit noch nicht in eigener praktischer Anschauung sehen konnten, mag diese Begriffswahl zu dem Eindruck beitragen, hier könnte in unfairer Weise manipuliert werden oder Menschen könnten in ihrer Autonomie übergangen werden. Obwohl ich selbst einen anderen Stil vorziehe und konsequent für einen transparenten Kommunikationsstil eintrete, sehe ich das keineswegs so. Ich bin auch nicht der Meinung, dass Giorgio hier Täuschungen vornimmt, auch wenn er selbst es ja so bezeichnet. Natürlich kann man sagen, er selbst müsse es ja am besten wissen; das will ich ihm auch nicht absprechen. Aber als Schüler von Milton Erickson konnte ich am eigenen Leib erfahren (und dies auch bei vielen anderen Menschen erleben, mit denen Erickson in meinem Beisein arbeitete), dass es *nicht nur eine* Wahrnehmungs- und Erlebnisebene gibt. Milton Erickson hat uns einen tiefen Respekt vor der unwillkürlichen und oft auch unbewussten Klugheit intuitiver Prozesse vermittelt.

Wer das Glück hatte, Erickson zu erleben, ist wahrscheinlich für immer verdorben für eindimensionale Betrachtungen menschlicher Prozesse. Aus dieser Erickson'schen Perspektive würde ich Giorgios Interventionen – nicht nur in ihrem Inhalt, sondern vor allem in der Art, *wie* sie von ihm angeboten werden – anders bewerten und beschreiben. Ganz offensichtlich fühlen sich die Menschen auf einer nichtkognitiven Ebene sehr gewürdigt und verstanden. Man könnte sagen, er erreicht sie sehr achtungsvoll auf der Ebene der archaischen

Mittel- und Stammhirn-Prozesse, die, wie die moderne Hirnforschung zeigt, die zentral unser Erleben und unsere Entscheidungen bestimmenden Bereiche des Gehirns sind. (G. Roth sagt z. B.: »Der Vorstand im Gehirn sitzt nicht in der Großhirnrinde, die ist höchstens ein guter Berater des Vorstands. Der Vorstand sitzt im Mittelhirn.«)

Wann immer ich Giorgio Nardone bei seiner Arbeit beobachten konnte, hatte ich den Eindruck, dass er Menschen mit einer bemerkenswerten Neugier, Empathie und Wärme, ja, fast möchte ich sagen, mit Liebe begegnet, und sie spüren, welche Hochachtung er für die implizite Klugheit und auch konsistente Logik ihrer Beiträge hat, selbst wenn sie für gewöhnliche Beobachter noch so bizarr erscheinen mögen. Sonst könnte er meiner Ansicht nach auch gar nicht solch konsequent auf die Logik der KlientInnen abgestimmte Interventionen anbieten – die ja die KlientInnen selbst oft sehr verblüffen, wenn sie mit bestechender Konsequenz die logischen Implikationen ihrer eigenen Denkgebäude weiter führen –, oft bis zur Absurdität konsequent, so dass dann die KlientInnen gewissermaßen die Front wechseln und sich wieder der üblichen Konsensus-Realität zuordnen. (Was wiederum beweist, dass sie die Fähigkeiten dazu auch vorher schon hatten und es schlicht dümmlich ist, sie einfach einseitig zu pathologisieren – wie es leider in unserem »Gesundheitssystem« der Fall ist, das deshalb auch besser »Krankheitssystem« genannt würde.)

Giorgio Nardone wendet mit Entschiedenheit eine andere Art der Logik an, die in der Erickson'schen Hypnotherapie als »Trance-Logik« bezeichnet wird, eine Logik des »Sowohl-als-auch« (beide logischen Zugänge gleichzeitig). Sie steht im Gegensatz zur bei uns kulturell üblichen »Entweder-oder«-Logik, die Ambivalenzen problematisiert und pathologisiert – mit zum Teil verheerenden Folgen für die Menschen, die ihre Ambivalenzen getreu dieser Kultur bekämpfen, hinausdefinieren oder unterdrücken (dissoziieren) wollen. Giorgio löst mit seinen Interventionen diese Kämpfe und Selbstabwertungsprozesse völlig auf, manchmal mehr, als es den KlientInnen zunächst lieb oder vorstellbar ist. Damit schafft er in sehr konstruktiver und gesunder Weise Kontakt zum Dissoziierten und erreicht Kooperation. Das wiederum führt zu ganzheitlichen Integrationsprozessen im System der Betroffenen und zur Optimierung ihrer Kompetenzen und deren Aktivierung.

In dieser konsequenten Art, die Modelle der KlientInnen wortwörtlich ernst zu nehmen und dann ggf. bis zur Absurdität »aufzublasen«, ähneln übrigens manche der Interventionen Giorgio Nardones dem Stil der Provokativen Therapie von Frank Farrelly, wenngleich Giorgios Interventionsmodelle wesentlich differenzierter und flexibler aufgefächert sind als die Maßnahmen der Provokativen Therapie.

Natürlich kann man das »Täuschung« nennen. Ich nenne es wertschätzendes Eintauchen in die Kultur des Anderen, quasi eine Art kreativer ethnologischer Haltung. Der Begriff »Täuschung« spiegelt ohnehin einen Widerspruch in sich selbst, jedenfalls dann, wenn man die Konzeptbasis von Giorgio Nardone beachtet. Denn an vielen Stellen weist er ja, gestützt u. a. auf Hirnforschung und Konstruktivismus, darauf hin, dass es *die* Wahrheit als objektive Gegebenheit nicht geben kann (bzw. dass sie nicht erkennbar gemacht werden kann). Dann kann es auch keine »Täuschung« geben, denn die setzt ja das Abweichen vom »richtig Richtigen« voraus. Viel besser erscheint es mir, davon zu reden, dass eine Realitätskonstruktion mit allen ihren Folgen völlig ernst genommen wird und dann allmählich ergänzt bzw. ersetzt wird durch eine andere (die vielleicht weniger Folgekosten im individuellen und sozialen Leben hat). Dies aber, nachdem die bisherige (die ja auch die zu Beginn vertraute und damit mehr Sicherheit gebende ist) kongruent gewürdigt wurde.

Im Übrigen funktioniert unsere Alltagsgestaltung doch ständig auf der Basis von Annahmen, die wir als »Wahrheit« annehmen, die sich aber oft bei genauerer Prüfung einfach nur als hilfreiche Behauptung herausstellen. Zum Beispiel fahren die meisten Menschen auf einer Landstraße in der Annahme, der Gegenverkehr würde wahrscheinlich schon auf der anderen Seite der Fahrbahn bleiben. Dies ist aber durch nichts gesichert, und es gibt ja leider auch immer wieder Gegenbeispiele. Obwohl wir die alle kennen, tun wir dennoch so, als wäre es so, wie wir annehmen, sonst würden wir wahrscheinlich alle nicht mehr Auto fahren.

Oder, ein anderes Beispiel, stellen Sie sich an einem herrlichen Sommerabend an den Strand eines Meeres mit dem Blick nach Westen, dorthin also, wo die Sonne untergeht. Es kann ein herrlicher Genuss sein, zuzusehen, wie die Sonne im Meer untergeht. Natürlich geht die Sonne nicht im Meer unter, nach den heutigen Erkenntnissen der Physik kippen wir vielmehr von der Sonne weg (und wer weiß, was für eine Perspektive die Menschen in einigen hundert Jahren als »Wahrheit« ansehen werden). Nun versuchen Sie einmal, während Sie der Sonne zuschauen, sich vorzustellen, wie Sie von ihr wegkippen, und beobachten Sie dabei, wie Ihr Körper reagiert und wie stabil Ihr Stand dann noch ist!

Wir leben also ständig in mehreren Welten gleichzeitig, manche davon erscheinen eher »mehrheitsfähig« (dann werden sie »gesund« oder »normal« genannt), andere weniger (dann wird man schnell ausgegrenzt).

Die Eleganz und Flexibilität, mit der Giorgio Nardone in vielen Fällen mit dem konstruktiv und zieldienlich umgeht, was vielfach »Widerstand« genannt wird, kann man vielleicht besser verstehen, wenn man weiß, dass er seit vielen Jahren ein ständig übender Meister asiatischer Kampfkünste ist (er stand schon in italienischen Auswahlmannschaften). Giorgio benutzt diese profunden Fertigkeiten aber nicht *gegen* jemand, sondern ganz in der philosophischen Tradition dieser Künste nur, um die Energie des Gegenübers (und die eigene) in zieldienlicher Weise zu dessen Wohl umzulenken. Wenn dies auch nicht auf den ersten Blick sichtbar erscheint, steckt darin in meinen Augen doch ein hohes Maß von ethischem Engagement, denn er trägt so zu versöhnlichem Ausgleich und Toleranz gegenüber Welten bei, die sonst unvereinbar erscheinen.

Die in diesem Buch beschriebenen Vorgehensweisen kollidieren natürlich mit den meisten der liebgewordenen Pathologietraditionen der Psychotherapie und der Beratung. Sie stellen ohne Zweifel Pathologisierungen, Langzeittherapien und deren Legitimationsideologien infrage und kommen oft einer massiven Offensive gegen deren Bollwerke gleich. Deshalb dürfte es auch niemanden verwundern, wenn Giorgio Nardones Konzepte aus dieser Richtung angegriffen würden, verbunden mit Abwertungen und Behauptungen, dass dies alles gar nicht gehen könne und womöglich konfabuliert sei (wenn z. B. jemand nach 27 Jahren Psychoanalyse ohne Erfolg in wenigen Sitzungen seine Symptome auflöst). Für solche Attacken ist es allerdings sehr ungünstig, dass die Arbeit von Giorgio und seinem Team mit Studien an mehreren tausend Fällen äußerst gut evaluiert ist. Seine Arbeiten sind wesentlich besser evaluiert als z. B. viele tiefenpsychologische Vorgehensweisen, zudem an viel größeren Fallzahlen. Und sie beweisen klar, dass die sonst so sehr pathologisierten KlientInnen die Fähigkeiten für hilfreiche Lösungen – wenn auch noch dissoziiert – schon vorher längst in sich getragen haben müssen, denn sonst wäre es völlig unmöglich, dass sie so schnell wieder hilfreiche Fähigkeiten für ein gesundes und erfolgreiches Leben freisetzen können.

Wenn man bedenkt, wie viel Geld für Langzeittherapien ausgegeben wird und – in meinen Augen noch gravierender – was viele Menschen in Jahren von zähem Ringen und leidvollen Schritten in traditionellen Therapien erdulden müssen, bis sie vielleicht Linderung oder Erfolg erleben können, und wenn man schließlich bedenkt, dass dies mit den hier gezeigten Verfahren in vielen Fällen schon in wenigen Sitzungen möglich wäre, dann stellt dies aus meiner Sicht eine ethische Herausforderung für alle dar, die im »Gesundheitssystem« arbeiten. Sie erscheint umso dringlicher, wenn man immer wieder miterleben muss, wie viele KlientInnen – oft ungewollt – als nicht gleichrangige Gesprächspartner entwürdigend behandelt werden. Ich bin skeptisch, ob diese brillanten Konzepte bald in einem breiteren Feld Wirkung zeigen. Denn die Pfründe sind verteilt, die Widerstände deshalb groß.

Das Einzige, was ich an diesem schönen, teilweise erheiternden, teilweise auch sehr berührenden Buch vermisse, ist mehr Raum dafür, die enorm differenzierte und hervorragend strukturierte Konzeption von Giorgio Nardone in ihrer wunderbaren Tiefe und ästhetischen Klarheit und Schönheit darstellbar zu machen. Denn den hier jeweils zusammenfassend beschriebenen Vorgehensweisen liegen äußerst detaillierte, sehr systematisch aufgebaute Modelle zugrunde, mit denen es möglich ist, selbst kleinste Elemente der Wahrnehmungs- und Erlebnisorganisation der KlientInnen, ihrer Art der Beziehungsgestaltung, ihrer impliziten Wert- und Motivationshaltungen und ihrer impliziten Logik zu erfassen, die Bedürfnis-Botschaften darin zu erkennen und strategisch zu ihrem Wohle zu nutzen. Es ist keineswegs beliebig und zufällig, welche Interventionen, welche sprachlichen Formulierungen jeweils angeboten werden. Beides wird immer spezifisch und passgenau auf die Kultur und die Wertorganisation der KlientInnen zugeschnitten. Das ist erlernbar, und der Autor bietet dafür hilfreiche Modelle an.

Ich selbst verwende seit etlichen Jahren viele Elemente von Giorgio Nardones Ansatz und habe sie in meine eigenen Arbeits- und Interventionsmodelle integriert. Ich gehe dann in vieler Hinsicht auch wieder ganz anders vor als Giorgio (z. B. mit mehr transparenten Erklärungen der Interventionen, um sie auch kognitiv für die KlientInnen plausibel zu machen). Den Wert und die Wirksamkeit der Modelle schwächt das aber keineswegs. Aus meiner Sicht kann man sie deshalb sehr gut mit dem je eigenen Stil verbinden, wodurch sie zusätzlich Kongruenz gewinnen.

Für alle, die seine außerordentlich effektiven Konzepte näher und differenzierter kennen lernen möchten, hat Giorgio Nardone in seinem schönen »Centro di Terapia strategica« in Arrezzo ausgefeilte Weiterbildungscurricula aufgebaut, die ich wirklich nur empfehlen kann. Und ich bin sehr froh darüber, dass er und sein bewährtes Team diese Curricula nun auch am Milton-Erickson-Institut in Heidelberg anbieten werden.

Ich wünsche allen LeserInnen viel Vergnügen und viele herausfordernde Diskussionen in Verbindung mit diesem anregenden Buch. Der wohltuende Humor und die verschmitzte Weisheit, die darin oft durchschimmern, werden gewiss dazu beitragen.

Dr. med. Dipl. rer. pol. Gunther Schmidt
Milton-Erickson-Institut Heidelberg/SysTelios-Privatklinik
für psychosomatische Gesundheitsentwicklung, Siedelsbrunn

1. Der theoretische Hintergrund

1.1 Pathologische Realitäten konstruieren

»Ich bin eine zerbrochene Puppe, mit Augen, die ins Innere gefallen sind.« Dieses Wort eines Geisteskranken wiegt schwerer als die Gesamtheit aller Bücher über Introspektion. (Cioran 1995, S. 30)

Zur Einstimmung auf meine Fragestellung, wie Menschen ihre eigenen Pathologien »konstruieren«, ist es vielleicht hilfreich, eine Anekdote vorauszuschicken, die nicht dem therapeutischen Alltag entstammt, sondern aus dem realen Leben gegriffen ist. Meiner Auffassung nach können wir – als Therapeuten – sogar mehr von den ganz normalen Interaktionen zwischen den Menschen lernen als von den Vorgängen, die wir in unseren Behandlungsräumen sehen. Wir müssen beobachten, wie Dinge sich ihrem Wesen nach verändern, und zugleich den Prozess verfolgen, durch den soziale und interaktionale Phänomene in Abhängigkeit davon, wie sie sich ausdrücken, sowohl Pathologien hervorbringen als auch Lösungen für Pathologien anbieten können. Genau durch solche Beobachtungen lernen wir, wie wir die Probleme zu behandeln haben, mit denen die Patienten zu uns kommen.

Vor einigen Jahren lebte in den USA ein Mann, der eine fast unbezähmbare Angst vor dem Fliegen hatte, weil er glaubte, dass eine Bombe an Bord seines Flugzeugs sein könnte. Dieser Mann liebte die europäischen Kunstmetropolen, aber seine unüberwindbare Angst hielt ihn davon ab, diese Städte zu besuchen. Nachdem er lange über die Sache nachgedacht hatte, beschloss er zu eruieren, wie hoch die Wahrscheinlichkeit wäre, dass sich ausgerechnet an Bord seines Flugzeugs eine Bombe befände (er war übrigens auch ein Statistikfan). Er rief mehrere Reisebüros an und hoffte, dass man ihm helfen würde: »Guten Tag. Können Sie mir sagen, wie hoch die Wahrscheinlichkeit ist, dass sich eine Bombe an Bord eines Flugzeugs befindet, das von New York nach Paris fliegt?«

Natürlich bekam der Mann von den meisten Reisebüros die deutliche Antwort, dass man keine Zeit habe, sich mit einer solch absurden Frage abzugeben. Doch der Mann machte beharrlich weiter, bis er eines Tages zufällig an einen Mitarbeiter eines Reisebüros geriet, der sich ebenfalls für Statistiken begeisterte und auf die Frage unseres Mannes prompt zur Antwort gab: »Eins zu hunderttausend.«

Der Anrufer dachte über diese Auskunft eine Weile nach und fragte dann: »Und wie groß ist die Wahrscheinlichkeit, dass sich zwei Bomben an Bord des Flugzeugs befinden?«

»Also ... da muss ich erst mal ein paar Exponentialgleichungen lösen. Rufen Sie mich in einer halben Stunde wieder an, und dann sage ich Ihnen die Antwort.«

Als der Mann exakt 30 Minuten später wieder im Reisebüro anrief, teilte der Mitarbeiter ihm Folgendes mit: »Es ist so, meiner Berechnung nach ist die Wahrscheinlichkeit, dass sich zwei Bomben an Bord des Flugzeugs befinden, eins zu hundert Millionen.« »Gut«, sagte der Mann, »in diesem Fall möchte ich für nächste Woche einen Flug von New York nach Paris buchen.«

Der besagte Mann wurde beim Einchecken am TWA-Schalter verhaftet, weil er eine Bombe in seinem Gepäck hatte. Er behauptete, dass er diese zum Nutzen aller Passagiere mitgebracht habe, weil er dadurch beträchtlich die Wahrscheinlichkeit gesenkt habe, dass eine andere Bombe während des Flugs explodieren könnte!

Diese skurrile Anekdote veranschaulicht ein elementares Konzept, das der Philosoph John Locke einst formuliert hat. Seiner Aussage nach werden solche Personen als geistesgestört betrachtet, die zwar von falschen Prämissen ausgehen, aber eine absolut korrekte Logik anwenden, um daraus irrige Schlussfolgerungen zu ziehen.

In der Sprache der heutigen Erkenntnisphilosophie könnte diese Feststellung so formuliert werden: Individuen konstruieren ihre eigene Realität auf der Basis ihres eigenen Handelns, das aus der von ihnen eingenommenen Perspektive so gelenkt wird, wie sie die Realität wahrnehmen, mit der sie interagieren. Die Leser und Leserinnen könnten mit etwas Mühe den gleichen Standpunkt einnehmen wie der Mann in der Anekdote und so den logischen Prozess verstehen, der diesen dazu gebracht hat, eine derart irrationale Aktion wie die Mitnahme einer Bombe ins Flugzeug rational damit zu begründen, dass durch seine Bombe eine zweite Bombe im Flugzeug verhindert werde.

Jede Realität verändert sich mit dem Blickwinkel, aus dem sie wahrgenommen wird. Es gibt immer verschiedene Möglichkeiten der Reaktion, und wie ein Mensch reagiert, hängt von der Bedeutung ab, die er einer Realität zuschreibt. Dies beleuchtet die folgende Geschichte beispielhaft.

Es war ein sehr heißer Tag, als sich in einem süditalienischen Dorf ein Mann mit seinem Sohn und ihrem Esel auf den Weg machten, um Verwandte in der entfernten Stadt zu besuchen. Der Vater ritt auf dem Esel, während der Sohn neben den beiden herging. Da kamen sie an einer Menschengruppe vorbei, die den Vorübergehenden nachschaute. Der Vater hörte, wie die Leute sagten: »Seht mal, was für ein grausamer Vater! Er reitet auf dem Esel, und sein Sohn muss laufen! Und dazu noch an einem solch heißen Tag!« Daraufhin stieg der Vater ab, hob seinen Sohn auf den Rücken des Esels, und sie setzten ihre Reise fort. Als sie an einer anderen Gruppe vorbeikamen, hörte der Vater, wie die Leute sagten: »Seht mal, der alte Vater muss an einem so heißen Tag laufen, und sein Sohn reitet gemütlich auf dem Esel. Was sind denn das für Sitten?« Daraufhin beschloss der Vater, dass er und sein Sohn zusammen auf dem Esel reiten sollten. So setzten sie ihre Reise fort, bis sie an einer weiteren Gruppe vorbeikamen. Da hörte der Vater die Leute sagen: »Seht mal, wie grausam! Diese beiden haben überhaupt kein Mitleid mit ihrem armen Tier, das eine solch schwere Last an so einem heißen Tag tragen muss!« Also stieg der Vater vom Esel herunter und hieß seinen Sohn ebenfalls absteigen. Als Vater und Sohn dann ihre Reise fortsetzten und neben dem Esel hergingen, kamen wieder Leute vorbei, und sie hörten, wie diese sagten: »Schaut euch diese beiden Dummköpfe an. An einem so heißen Tag gehen sie zu Fuß, wo sie doch auf ihrem Esel reiten könnten!«

An dieser Geschichte, die natürlich immer so weitergehen könnte, lässt sich zeigen, wie Menschen ein und dieselbe Realität völlig unterschiedlich wahrnehmen und beurteilen können und wie sie entsprechend reagieren.

Oscar Wilde schreibt einmal, dass es nicht die eine wahre Realität gebe, sondern genau so viele Realitäten, wie erfunden werden könnten. In diesem Sinne muss eingeräumt werden, dass es nicht *die* [Herv. nicht im Original] *wahre* Erkenntnis der Dinge gibt, sondern nur eine *angemessene* Erkenntnis oder, mit anderen Worten, eine zweckdienliche Erkenntnis, die den Menschen zum Umgang mit den Realitäten befähigt, mit denen er interagiert. Genau dieser Standpunkt wird in der gegenwärtigen Erkenntnisphilosophie eingenommen. Er führt unmittelbar zur Distanzierung von *deterministischen* oder *positivistischen* Positionen, nach denen *im naturwissenschaftlichen Sinn wahre* Erkenntnis möglich ist. Demgegenüber untersuchen wir die funktionalsten Weisen der Annäherung an eine Realität, die deshalb niemals eindeutig wahr ist, weil sie nach unseren Sichtweisen, mit unseren Instrumenten der Erkenntnis und mit unseren Mitteln der Kommunikation gebildet ist. Dieser Ansatz wird als *Konstruktivismus* bezeichnet. Aufgrund der Erkenntnis, dass eine *endgültige Realität* unmöglich gefunden werden kann, verfolgt man mit diesem Ansatz das Ziel, die bestmögliche *operative Erkenntnis* zu gewinnen oder, anders ausgedrückt, die Fähigkeit zu erlangen, mit der wir die uns umgebende Realität strategisch handhaben.

Zu der Erkenntnis, wie ich sie gerade beschrieben habe, ist man nicht erst jetzt gekommen. Schon der griechische Philosoph Epiktet stellt fest: »Nicht die Dinge an sich beunruhigen den Menschen, sondern seine Sicht der Dinge.« Immanuel Kant bemerkt in seiner *Kritik der reinen Vernunft*, dass der Mensch das Resultat seiner Definition, Ableitung oder Klassifizierung von Konzepten sehr oft mit den Dingen an sich verwechsle. Im Zen-Buddhismus gibt es zwei Wahrheitsbegriffe: die *essenzielle Wahrheit* und die *Wahrheit des Irrtums*. Zur essenziellen Wahrheit kann man nur durch *Aufklärung* gelangen, d. h. durch die Transzendenz der konkreten Realität. Die Essenz liegt in der Transzendenz, die nicht zum Irdischen gehört; die *essenzielle Wahrheit* kann während eines Menschenlebens nicht erlangt werden. Dagegen sind *Wahrheiten des Irrtums* solche partiellen, instrumentellen Wahrheiten, die der Mensch in dem Bemühen, seine Fähigkeit im Umgang mit den irdischen Dingen zu verfeinern, in seiner Beziehung zu ihnen konstruiert. Das Beste, das wir als Menschen tun können, ist, dass wir unsere Fähigkeit, *Wahrheiten des Irrtums* zu erfinden, so gut es geht, perfektionieren.

Die konstruktivistische Epistemologie von heute, also eine Strömung der gegenwärtigen Erkenntnisphilosophie, schlägt eine Brücke zwischen östlichem und westlichem Wissen der Antike. Die oben dargelegte Erkenntnis hat man jedoch durch experimentelle Entwicklungen in den angewandten Wissenschaften gewonnen. Und mithilfe dieser »exakten Wissenschaften« sind wir zu dem Schluss gekommen, dass es unmöglich ist, absolute wissenschaftliche Gewissheiten zu erlangen. Seit Albert Einstein und Werner Heisenberg mit der *Relativitätstheorie* und dem *Prinzip der Unschärferelation* die wissenschaftliche Revolution der modernen Physik eingeleitet haben, ist die Forschung in den heutigen Naturwissenschaften auf operative und instrumentelle Erkenntnisse gerichtet und ist keine Suche mehr nach absoluten Wahrheiten. Und seit Kurt Gödel in seinem *Unvollständigkeitssatz* die Möglichkeit einer streng rationalen Logik zerstört hat, zielt die mathematische Logik auf die Entwicklung von Modellen, die den Widerspruch, die Selbsttäuschung und das Paradoxon als strenge und prädiktive Verfahren implizieren, nach denen menschliche Überzeugungen und Verhaltensweisen konstruiert sind.

Wenn wir heute mit Problemen konfrontiert sind, so führt von Glasersfeld (1996) aus, müssen wir unser Wissen über partielle Wahrheiten dadurch anpassen, dass wir Strategien entwerfen, die sich aus unseren sich verändernden Zielen ergeben; diese Strategien müssen wir dann Schritt für Schritt darauf abstimmen, wie sich unsere Situationen entwickeln. Damit entfernen wir uns von positivistischen und deterministischen Erkenntnisweisen, denen zufolge die Darstellung von Wahrheit möglich ist, und nähern uns einer konstruktivistischen Erkenntnisweise, der zufolge es möglich ist, dass wir uns auf unsere Wahrnehmungen so zweckdienlich wie möglich einstellen und operative Erkenntnis entwickeln, mit deren Hilfe wir die Realität auf funktionale Weise bewerkstelligen können.

Nach diesen theoretischen Umwegen, die ermüdend, aber notwendig dafür sind, die wissenschaftliche Strenge unserer Behauptungen zu beweisen, möchte ich auf das Beispiel des Mannes zurückkommen, der vor seinem Flug eine Bombe in seinen Koffer packte, um die Wahrscheinlichkeit zu senken, dass Terroristen eine zweite Bombe in dem Flugzeug deponieren könnten. Dieses Beispiel enthüllt einen weiteren elementaren Aspekt in der Entstehung und Lösung menschlicher Probleme: die Tatsache nämlich, dass Pathologien genau durch die Handlungen entstehen und erhalten werden, die Menschen durchführen, wenn sie diese Pathologien aufzulösen versuchen.

Wenn Lösungsversuche, die gescheitert sind, von neuem angewendet werden, löst man mit diesen Versuchen nicht nur das Problem nicht, sondern macht es noch komplizierter und gerät dadurch in einen Teufelskreis, bei dem Handlungen, durch die sich die Situation eigentlich ändern sollte, genau das perpetuieren, was geändert werden sollte.

Dieses Konstrukt ist zuallererst von den Theoretikern der *Palo-Alto-Schule* (Watzlawick, Weakland u. Fisch 1974) formuliert worden. Es wird anhand des folgenden Beispiels weiter veranschaulicht. Menschen mit Angststörungen versuchen im Allgemeinen, die Situationen zu vermeiden, die die gefürchtete Angst in ihnen auslösen. Durch diese Vermeidungsstrategie werden aber die phobischen Reaktionen meistens noch verstärkt. Jedes Mal, wenn ein Betroffener seine Angst zu umgehen versucht, wird die bedrohliche Qualität der vermiedenen Situation bestätigt – was weitere Vermeidungsversuche zur Folge hat. Zu guter Letzt führt dieser Teufelskreis tendenziell dazu, dass die angstgestörte Person sich so weit isoliert, dass ihr Leben praktisch nur noch aus Vermeidung besteht. An diesem Punkt hat diese Person im wahrsten Sinn des Wortes eine generalisierte Angststörung »konstruiert«.

Die eigene Vermeidungsstrategie der betreffenden Person wird häufig auch noch durch die Lösungsversuche anderer Menschen verstärkt, wenn etwa Freunde und Angehörige ihre Hilfe und Unterstützung anbieten. Dann wird das Problem noch viel komplizierter: Die gewährte Hilfe verstärkt in der betreffenden Person den Eindruck, dass sie die Situation niemals hätte allein bewältigen können (Nardone 1997).

Wenn diese Mischung aus eigenen Lösungsversuchen und der Hilfe vonseiten anderer Menschen sich immer wiederholt, führt dies schlussendlich dazu, dass die Störung, die mithilfe solcher Versuche hätte eingedämmt werden sollen, enorme Ausmaße annimmt.[1] Vielleicht sind manche Leser und Leserinnen erstaunt, dass dysfunktionale Einstellungen und Verhaltensweisen nicht deshalb wiederholt werden, weil dem ein freudscher »Todestrieb« oder eine »genetische Disposition« zum Erwerb einer Störung zugrunde läge, sondern weil auf rigide Weise Lösungen angewendet werden, die früher bei Problemen der gleichen Art im Leben der betreffenden Person funktioniert haben. Es ist schlicht und einfach so, dass eine Lösung, die für ein bestimmtes Problem gut ist, beim gleichen Problem zu einem anderen Zeitpunkt eine desaströse Lösung sein kann. Eine Verhaltensweise, die unter bestimmten Umständen angemessen ist, kann unter sehr ähnlichen Umständen völlig unangemessen sein. Demnach liegt das

1 Vom Autor und seinem Team an Tausenden von Probanden mit schweren Angststörungen durchgeführte Untersuchungen haben tatsächlich gezeigt, wie schwere Pathologien aufgrund von Reaktionen auf ursprünglich schwache Phänomene entstanden sind. Dysfunktionale Reaktionen, mit denen die Angst unter Kontrolle gebracht werden sollte, steigerten die phobische Angst bis zu einem hohen Maß an pathogener Manifestation.

Problem zum einen darin, dass adäquat erscheinende Lösungsversuche unternommen werden, und dann vor allem darin, dass diese beharrlich fortgesetzt werden, obwohl sie gescheitert sind.

Wie neuere psychologische Studien über kognitive Prozesse und Sinnzuschreibung zeigen, kann ein Mensch seine Standpunkte und Verhaltensweisen nur schwer verändern, selbst wenn sie sich als unangebracht herausgestellt haben. Eine Redewendung besagt, dass »der Mensch lieber wiedererkennt als erkennt«.

In diesem Zusammenhang fällt mir eine metaphorische Erzählung aus der griechischen Antike ein.

Jeden Morgen machte sich ein Maultier auf, um Holz von einem im Tal gelegenen Bauernhof zu einer Hütte in den Bergen zu bringen. Das Tier nahm immer den gleichen Waldweg, und am Abend kehrte es zurück ins Tal. Doch eines Nachts war ein Gewittersturm, in dessen Verlauf der Blitz in einen Baum schlug und ihn quer über den Waldweg warf. Am darauffolgenden Morgen zog das Maultier wie gewohnt den Pfad entlang, als es plötzlich den Baum im Weg liegen sah. »Dieser Baum dürfte doch eigentlich gar nicht hier liegen«, dachte das Maultier. »Er liegt am falschen Platz.« Also ging das Maultier weiter, bis es mit dem Kopf gegen den Baum stieß. »Vielleicht habe ich nicht fest genug dagegengestoßen«, dachte das Tier, und es warf sich noch einmal mit voller Wucht gegen den Baum. Doch der Baum bewegte sich nicht. Das Maultier stieß beharrlich immer weiter gegen den Baum. (Das Ende der tragischen Geschichte können sich die Leser und Leserinnen leicht selbst ausmalen.)

Diese metaphorische Geschichte zeigt in einer treffenden Analogie, wie Menschen handeln, wenn sie ihre eigenen Pathologien konstruieren. Im Falle des Maultiers wäre wenig dazu nötig gewesen, die Konstruktion des Problems zu vermeiden: einfach nur ein bisschen geistige Flexibilität.

Das Leben eines jeden Menschen bildet ein Zusammentreffen problematischer Ereignisse. Die einzelnen Menschen unterscheiden sich darin, *wie* sie mit solchen Ereignissen umgehen. Maßgeblich ist dabei die Perspektive des Einzelnen, der entsprechende Versuche unternimmt – die das Problem, das mit diesen Anstrengungen eigentlich hätte beseitigt werden sollen, vielleicht nicht lösen, sondern es sogar verkomplizieren können. Probleme werden nicht aufgrund irriger

Wahrnehmungen und Reaktionen konstruiert, sondern eher durch ein stures Beharren auf dem eigenen Standpunkt und den daraus resultierenden Handlungen. Wie gesagt, bilden sich psychische Pathologien im Allgemeinen dann, wenn ein oder mehrere dysfunktionale Lösungsversuche unternommen werden. Oftmals realisiert die betreffende Person, dass ihre Lösungen alles andere als hilfreich sind, kann sie aber nicht ändern. Ein solch rigides System von Wahrnehmungen und Reaktionen im Hinblick auf eine gegebene Realität erhält das Problem aufrecht, macht es komplizierter und führt oftmals dazu, dass der betreffende Mensch den Glauben an die Möglichkeit einer Veränderung verliert. Dadurch werden die »Lösungsversuche« zum eigentlichen Problem (Watzlawick, Weakland u. Fisch 1974).

Mit anderen Worten: Irren ist menschlich; aber erst durch die Unfähigkeit, die eigenen Irrtümer zu korrigieren, wird eine Situation unauflösbar. Wie gesagt, liegt die Schwierigkeit der Menschen, ihre Strategien zu ändern, in der Tatsache, dass solche Strategien aufgrund früherer Erfolge im Umgang mit ähnlichen Problemen entstanden sind. Die besten Absichten, so Oscar Wilde, hätten die schlimmsten Auswirkungen.

Diese Annahme hat der Psychologe Bavelais zum ersten Mal an der *Stanford University* in einer Reihe berühmter Experimente mit einer großen Zahl von Probanden belegt. Die jeweilige Versuchsperson bekam vom Experimentator folgende Anweisung: »Ich lese Ihnen nun eine Liste von Zahlenpaaren vor, und Sie sagen mir bitte, ob die Zahlen jeweils zusammenpassen.«

Vor Beginn des Experiments baten die Probanden ausnahmslos um nähere Informationen darüber, nach welcher Logik die Zahlen zusammenpassen sollten. Der Experimentator erklärte ihnen, dass ihre Aufgabe genau darin bestehe, diese Logik herauszufinden. Damit waren die Probanden aufgefordert zu glauben, dass es sich bei dem Test um ein typisches Versuch-und-Irrtum-Experiment handle, bei dem die Antworten mit jeder Frage präziser würden und sie am Schluss die richtige Antwort geben könnten.

Am Anfang erklärte der Experimentator alle von der jeweiligen Versuchsperson gegebenen Antworten für falsch. Dann erklärte er einige von ihr gegebenen Antworten für richtig, ohne dass zwischen Frage und Antwort eine logische Beziehung bestanden hätte. Anschließend steigerte er nach dem Zufallsprinzip die Zahl der »richtigen« Antworten, ohne diese wirklich zu qualifizieren. In dieser Art ging das Experiment weiter, denn der Proband sollte den Eindruck gewinnen, dass seine Antworten immer exakter würden.

Schließlich beendete der Psychologe das Experiment mit der Bitte an die Probanden, ihm zu erklären, wie sich in ihren Köpfen das logische Modell gebildet habe, nach dem sie im Test dann vorgegangen seien. Die Beschreibungen, die die Versuchspersonen abgaben, waren fast durchgängig sehr kompliziert und mitunter ausgesprochen abstrus.

An diesem Punkt des Experiments enthüllte der Psychologe seinen Trick und gab zu, dass er die Antworten nicht aufgrund eines logischen Zusammenhangs für richtig bzw. falsch erklärt habe, sondern aufgrund eines zuvor festgelegten Schemas. Es gebe keine wirkliche Verbindung zwischen den Fragen und den Antworten und keinerlei mathematischen, logischen oder bildlichen Beziehungszusammenhang. Die Antworten der jeweiligen Versuchsperson seien unabhängig von ihrem Inhalt für richtig oder falsch erklärt worden.

Das Signifikante an diesem Versuch ist, dass die meisten Probanden an diesem Punkt nicht glauben wollten, was der Psychologe ihnen mitteilte, und große Mühe hatten, sich von dem logischen Modell zu verabschieden, das sie in ihren Köpfen konstruiert hatten. Einige Versuchspersonen wollten den Experimentator sogar davon überzeugen, dass es bei den vorgelegten Zahlen tatsächlich einige logische Zusammenhänge gebe, die ihm selbst nicht aufgefallen seien.

Dieses Experiment – wie auch viele andere Versuche dieser Art – zeigt, wie schwer sich manche Menschen tun, ihre Überzeugungen abzulegen, wenn diese sich in der Vergangenheit als wirksam erwiesen haben. Es veranschaulicht ferner, wie dysfunktionale Lösungsstrategien beharrlich auf immer gleiche Situationen angewendet werden, selbst wenn es handfeste Belege dafür gibt, dass diese Strategien nicht funktionieren. Und es demonstriert auch, wie Probleme durch genau die erfolglosen Handlungen aufrechterhalten werden, mit denen man sie eigentlich zu lösen versucht.

1.2 Therapeutische Realitäten konstruieren

Etwas Unbekanntes auf etwas Bekanntes zurückführen erleichtert, beruhigt, befriedigt, giebt ausserdem ein Gefühl von Macht. Mit dem Unbekannten ist die Gefahr, die Unruhe, die Sorge gegeben – der erste Instinkt geht dahin, diese peinlichen Zustände wegzuschaffen. *Erster Grundsatz: Irgend eine Erklärung ist besser als keine. Weil es sich im Grunde nur um ein Loswerdenwollen*

> *drückender Vorstellungen handelt, nimmt man es nicht gerade streng mit den Mitteln, sie loszuwerden: Die erste Vorstellung, mit der sich das Unbekannte als bekannt erklärt, thut so wohl, dass man sie »für wahr hält«. [...] Der Ursachen-Trieb ist also bedingt und erregt durch das Furchtgefühl.* (Nietzsche, »Götzen-Dämmerung«; Hervorh. im Orig.)

Es sollte in Abschnitt 1.1 deutlich geworden sein, dass es unter dem Gesichtspunkt der Veränderung nicht wichtig ist zu wissen, wie es in der Vergangenheit zu dem Problem gekommen ist, sondern wichtig ist herauszufinden, wodurch das Problem in der Gegenwart aufrechterhalten wird. Damit eine Situation verändert werden kann, muss ihr beharrliches Fortbestehen gestoppt werden. Über den Prozess, in dem die Situation in der Vergangenheit entstanden ist, haben wir nämlich keine Macht.

Diese so selbstverständlich erscheinende Überlegung steht im Widerspruch zu den meisten psychologischen und psychiatrischen Therapiemodellen, die auf einer deterministischen oder reduktionistischen Erkenntnislehre beruhen und sich mit der Rekonstruktion der in der Vergangenheit liegenden Ursachen gegenwärtiger Probleme befassen. Dabei geht man von der Annahme aus, dass das Problem verschwinden wird, sobald der betreffenden Person die in der Vergangenheit liegenden Ursachen bewusstgeworden sind.

In Wirklichkeit gibt es gar keinen linearen Kausalzusammenhang zwischen dem, wie ein Problem entstanden ist, und dem, wie es fortbesteht. Es gibt auch keine logische Verbindung zwischen dem, wie das Problem entstanden ist, und dem, wie etwas geändert und das Problem gelöst werden kann. Es besteht vielmehr eine »zirkuläre Kausalität« zwischen dem, wie ein Problem fortbesteht, und der Art und Weise, wie Menschen das Problem zu lösen versuchen und dabei scheitern. Wenn wir also eine Veränderung anstreben, müssen wir uns auf die dysfunktionalen Lösungsversuche konzentrieren. Wenn wir die permanenten und nicht hilfreichen Lösungsversuche abblocken oder modifizieren, durchbrechen wir den Teufelskreis, der das Fortbestehen des Problems ermöglicht, und öffnen den Weg zu echter Veränderung der anderen Art. An diesem Punkt wird der Wandel unausweichlich; denn die Störung eines Gleichgewichts führt automatisch zur Herstellung eines neuen Gleichgewichts, das auf neuen Wahrnehmungen von Realität beruht.

Dieser Veränderungsprozess lässt sich an einem Test aus der Experimentalpsychologie (Ornstein 1989) sehr gut veranschaulichen.

Die Leser und Leserinnen können dieses Experiment leicht selbst durchführen.

Man nimmt drei Eimer und füllt in das erste Gefäß sehr heißes Wasser, in das zweite sehr kaltes und in das dritte lauwarmes Wasser. Nun taucht man die rechte Hand in das heiße Wasser und die linke Hand in das kalte Wasser. Nach ein paar Minuten taucht man beide Hände in das lauwarme Wasser. Das Ergebnis überrascht ziemlich. Die rechte Hand empfindet das lauwarme Wasser als sehr kalt, und die linke Hand empfindet es als sehr heiß. Bei dem Versuch ist ein und dasselbe Gehirn aktiv, aber »die rechte Hand weiß nicht, was die linke tut«. Interessant ist dabei, dass man, ginge es nach der Wahrnehmung der rechten Hand, gerne heißes Wasser in den mit lauwarmem Wasser gefüllten Eimer gießen würde, und ginge es nach der Wahrnehmung der linken Hand, gerne kaltes Wasser in diesen Eimer gießen würde.

Dieses Experiment belegt, dass der Mensch sein Verhalten auf der Basis seiner Wahrnehmungen konstruiert und dass diese auf den zuvor gemachten Erfahrungen beruhen. Eine therapeutische Intervention, mit der man die Veränderung einer Situation erzielen will, muss ein anderes Erleben in der Wahrnehmung jener Realität bieten, die geändert werden soll. Dadurch öffnet sich der Weg zu unterschiedlichen Reaktionen auf der emotionalen und der Verhaltensebene.

Dieser Prozess führt nicht nur zu einem veränderten Verhalten, wie einige Kritiker anmerken, und verändert auch nicht einfach nur die Gefühlslage eines Menschen. Praktische Erfahrungen, durch die sich die Wahrnehmung der Realität wandelt, haben auch Veränderungen auf der emotionalen, kognitiven und Verhaltensebene zur Folge.

Im klinischen Feld zieht diese Erkenntnis einen Therapieansatz nach sich, der von seinem theoretischen Hintergrund und seiner praktischen Umsetzung her zweifellos anders ist als herkömmliche Therapieansätze. Unserer Auffassung nach entstehen psychische Störungen dadurch, dass auf dysfunktionale Weise die Realität wahrgenommen und darauf reagiert wird. Und diese Realität hat die betreffende Person mithilfe ihrer immer wiederkehrenden Einstellungen und Handlungen konstruiert. Wie oben beschrieben, führen veränderte Wahrnehmungen zu einer Veränderung in den Reaktionen.

Das Konzept der strategischen Problemlösung, das der Kurzzeittherapie zugrunde liegt, orientiert sich an dieser scheinbar einfachen

Logik. In der klinischen Praxis schlägt sich dieses Konzept oft darin nieder, dass Strategeme (als Kriegslist oder Kunstgriff verstanden), Verhaltenstricks, hilfreiche Täuschungen und Formen verfeinerter Suggestion eingesetzt werden, um die Erfahrungen der betreffenden Person in die Richtung zu lenken, aus der sie die Realität anders wahrnehmen kann. Das neue, korrigierte Wahrnehmungserleben führt schließlich dazu, dass in den negativen Tendenzen der Person eine Veränderung auf der emotionalen, kognitiven und Verhaltensebene eintritt.

Die strategische Therapie ist eine kurze und fokussierte therapeutische Intervention, deren Ziel es ist, die Störungen des Patienten zum Verschwinden zu bringen. Sie ist keine oberflächliche, an Symptomen orientierte Therapie, sondern eine tiefgreifende Intervention, mit der die Art und Weise rekonstruiert wird, in der jemand die Realitäten konstruiert, mit denen er interagiert. Ihr liegt das klinische Konzept zugrunde, dass eine problematische Situation durch einen zwischen Individuum und Realität bestehenden retroaktiven Kreislauf aufrechterhalten wird. Damit die Störung beseitigt werden kann, muss zunächst dieses zirkuläre System zerstört werden. Auf diese erste Phase folgen eine Neudefinition und die konsequente Modifizierung der Repräsentationen von Realität, aufgrund deren die betreffende Person zu wenig hilfreichen Reaktionen gezwungen war.

Die strategische Therapie weicht in ihrer Durchführung stark ab von den Formen einer langfristigen Psychotherapie. Zum Beispiel: Statt dass dem Patienten die theoretische Ausrichtung des Analytikers und dessen Sprache aufgezwungen werden, versucht man bei der strategischen Therapie, die dem Patienten eigene Logik zu durchdringen und dann die Sprache und Repräsentationsmodi dieser Logik zu finden, um seinen Widerstand gegen Veränderung zu unterlaufen.

Der Rückgriff auf Informationen über die Vergangenheit des Patienten oder auf seine sogenannte Krankengeschichte ist nur ein Mittel, das den Zweck erfüllt, die besten Strategien der Problemlösung vorzubereiten, und stellt kein therapeutisches Verfahren wie in den klassischen Formen der Psychotherapie dar. Der Therapeut konzentriert sich auf die folgenden Fragen:

a) Wie haben die betreffende Person und ihre Familie und Freunde versucht, das Problem zu lösen, und wie sind sie dabei gescheitert (wir nennen dies *die Lösungsversuche, die das Problem aufrechterhalten*)?

b) Wie lässt sich die problematische Situation so schnell und wirksam wie möglich ändern (mithilfe von Strategien bzw. Strategemen, die vielleicht zu anderen Erfahrungen in Wahrnehmung und Reaktion führen)?

Sobald wir uns mit dem Patienten über die Ziele der Therapie geeinigt haben, konstruieren wir therapeutische Strategien, die das beharrliche Fortbestehen des Problems beenden sollen.

Die erste Phase der Behandlung ist enorm wichtig. An diesem Punkt eröffnen sich dem Patienten neue Perspektiven. Diese Perspektiven werden durch geeignete Verschreibungen schon bald gefestigt. Wir arbeiten mit Suggestionsformen, die es uns ermöglichen, den Widerstand des Patienten gegen Veränderung zu unterlaufen und die Verschreibungen so zu kommunizieren, dass er die Veränderung konkret erfahren kann.

Wenn die Intervention funktioniert, bessert sich das Befinden des Patienten im Allgemeinen rasch. In den meisten Fällen stellen sich nach den ersten drei oder vier Sitzungen signifikante Veränderungen zum Besseren ein. Diese zügige Besserung bewirkt eine fortschreitende Veränderung in der Art und Weise, wie der Patient sich selbst, andere Menschen und die Welt wahrnimmt. Anders ausgedrückt: Die Perspektive, die der Patient auf die Realität hat, entfernt sich von einer starren, pathogenen Position und geht über in flexible Wahrnehmungen und Reaktionen. Mit der Veränderung geht eine zunehmende Steigerung der persönlichen Unabhängigkeit und des Selbstwertgefühls einher, was darauf zurückzuführen ist, dass die Person neues Vertrauen in ihre persönlichen Ressourcen gewonnen hat.

Deshalb ist die gängige Ansicht absurd, dass Probleme, die seit langem bestehen, eine genauso lange und schmerzliche therapeutische Behandlung brauchen, bis sie gelöst werden können. Die Leser und Leserinnen haben in den folgenden Kapiteln die Gelegenheit zu beobachten, wie in vielen Fällen eine durchdachte und gut umgesetzte Strategie innerhalb kurzer Zeit – manchmal schon nach einer einzigen Sitzung – Probleme lösen und Störungen beseitigen kann, die seit Jahren bestanden haben.

Natürlich ist in manchen Fällen eine längere Therapie nötig als in anderen. Wir sind jedoch davon überzeugt, dass sich bei einer strategischen Therapie schnell Veränderungen zeigen müssen. Geschieht dies nicht, lässt sich darauf schließen, dass die angewandte therapeutische Strategie wahrscheinlich nicht funktioniert und deshalb durch eine funktionalere Strategie zu ersetzen ist. Der Therapeut muss sehr flexibel sein und ein großes Repertoire an Interventionstechniken haben, damit er die Route ändern kann, wenn die Gegebenheiten zeigen, dass die Therapie nicht den gewünschten Verlauf nimmt. Dazu müssen Ad-hoc-Strategien überprüft und manchmal Techniken, die in der Vergangenheit erfolgreich waren, fantasievoll modifiziert werden. In ungewöhnlichen Fällen muss der Therapeut vielleicht neue, originelle Strategien der Problemlösung erfinden. Das erste Modell einer kurzen strategischen Therapie hat eine berühmte Gruppe von Wissenschaftlern am *Mental Research Institute (MRI)* in Palo Alto (vgl. Watzlawick, Weakland u. Fisch 1974; Weakland et al. 1974) entwickelt. Diese Forscher haben die Ergebnisse ihrer eigenen Untersuchungen über Kommunikation und Familientherapie mit Milton Ericksons (1954, 1958, 1964, 1965, 1995–1998) fachkundigen Beiträgen zur Hypnotherapie vereinigt. Daraus hat sich ein Strukturmodell der Kurzzeittherapie entwickelt, das bei den unterschiedlichsten Störungen angewendet werden kann und zu wirklich überraschenden Ergebnissen führt.

Doch die pragmatische Tradition und Philosophie der Strategeme als Schlüssel zur Problemlösung reichen in ihrer Geschichte weit in die Antike hinein. Strategien, die immer noch modern anmuten, finden sich z. B. in der Überredungskunst der Sophisten, in den klassischen Praktiken des Zen-Buddhismus und im Chinesischen Buch der 36 Strategeme (vgl. von Senger 2000a, b). Seit den 1970er Jahren verbreitet sich die Kurzzeittherapie schon fast epidemisch, obwohl es einigen Widerstand vonseiten der Autoren gibt, die sich traditionellen klinischen Theorien und ihrer praktischen Umsetzung verpflichtet fühlen. Viele Forscher und Therapeuten haben diese Art des Herangehens an menschliche Probleme und ihre Lösungen international sehr bekannt gemacht (Watzlawick, Weakland u. Fisch 1974; Weakland et al. 1974; de Shazer 1982, 1984, 1988, 1989a, 1989b, 1992a, 1992b; Madanes 1995, 1997; Nardone 1991, 1995, 1997; Omer 1992, 1994; Cade a. O'Hanlon 1993; Bloom 1995; Watzlawick u. Nardone 1999).

Ferner hat die steigende Nachfrage einer immer besser informierten Öffentlichkeit nach garantiert wirksamen und leistungsstarken klinischen Interventionen selbst bei den höchst konventionell arbeitenden Psychotherapeuten bewirkt, sich in kurzer strategischer Therapie ausbilden zu lassen. Um sich am Markt behaupten zu können, müssen sie nun Techniken lernen, wie sie die Probleme ihrer Patienten in kurzer Zeit lösen können.

Trotz der scheinbaren Extravaganz einiger therapeutischer Interventionen haben die Ergebnisse der kurzen strategischen Therapie gezeigt, dass diese Form der Psychotherapie die besten Ergebnisse garantiert *und* die geringsten Risiken mit sich bringt (Watzlawick, Weakland u. Fisch 1974; Haley 1978; de Shazer 1989a, 1989b, 1992a, 1992b; Nardone u. Watzlawick 1994; Nardone 1991, 1997; Cade a. O'Hanlon 1993; Watzlawick u. Nardone 1999).

Es ist schon etwas anderes, ob ein Problem innerhalb von zwei bis drei Monaten beseitigt wird oder ob es erst in zwei oder drei oder gar in fünf bis sieben Jahren gelöst wird, wie das beim psychoanalytischen Vorgehen der Fall ist. Menschen, die nach der kurzen strategischen Methode behandelt werden, haben den Vorteil, eine längere Zeit ihres Lebens ohne ihre Störung verbringen zu können. Dies – und nicht die parochialen, akademischen Kontroversen zwischen den verschiedenen Glaubensrichtungen in der Psychoanalyse – ist meines Erachtens das Einzige, das zählt.

Im Jahr 1974 führte die MRI-Gruppe eine Untersuchung an einer Stichprobe von 92 Patienten durch, die verschiedene Formen psychischer und verhaltensbezogener Störungen präsentierten. Zwei Drittel der Patienten hatten ihre präsentierten Probleme nach durchschnittlich sieben Sitzungen gelöst. 1986 zeigten Steve de Shazer et al., dass von über 500 Patienten ungefähr 75 % nach durchschnittlich fünf Sitzungen ihre Störungen überwunden hatten. 1990 legten Paul Watzlawick und ich (dt. Nardone u. Watzlawick 1994) eine klinische Studie über die Effektivität eines weiterentwickelten Modells der Kurzzeittherapie vor, nach dem über 100 Probanden behandelt worden waren. Nach durchschnittlich zehn Sitzungen waren bei 84 % der Probanden positive Ergebnisse zu verzeichnen. Im Jahr 1993 (dt. 1997) legte ich die Ergebnisse eines spezifischen Behandlungsmodells vor, das bei generalisierten Angststörungen und bei Zwangsstörungen angewendet wurde: Von 152 Fällen waren 87 % nach durchschnittlich elf Sitzungen gelöst.

Und 1997 wurden in einer Übersicht über die besten Beiträge zur kurzen strategischen Therapie (dt. Watzlawick u. Nardone 1999) sogar noch signifikantere und besonders ermutigende Ergebnisse präsentiert, die bei Tausenden von behandelten Patienten gemessen und von unterschiedlichen Autoren aus verschiedenen Ländern berichtet wurden. In dieser Übersicht wird auch betont, dass dieser Ansatz bei den meisten psychischen und psychiatrischen Störungen praktikabel ist.

Ohne falsche Bescheidenheit kann man an diesem Punkt ganz klar sagen, dass sich die kurze strategische Therapie als das Modell erwiesen hat, das die besten Resultate unter den über 500 psychotherapeutischen Modellen aufweist, die gegenwärtig auf dem Markt sind. Wie die Leser und Leserinnen vielleicht schon bemerkt haben, ist der strategische Ansatz nicht nur ein therapeutisches Modell, sondern auch eine Denkschule, die sich mit folgenden Fragen befasst: Welche Beziehung haben Menschen zur Realität? Welche Beziehung hat der Einzelne zu sich selbst, zu den anderen Menschen und zur Welt? Wie »konstruieren« wir in diesem Prozess der Entwicklung von Beziehungen die Realität, in der wir leben?

Unser therapeutischer Ansatz wird auch in nichtklinischen Kontexten erfolgreich angewendet, z. B. im Bereich Management und Organisation, wo der Effizienz von Interventionen ein hohes Maß an Aufmerksamkeit geschenkt wird. In den letzten Jahrzehnten ist die Literatur zum Thema Management mit Beiträgen aus der strategischen Perspektive stark angewachsen.

Dabei ist eine eher selten gestellte Frage die, wie sich das strategische Modell auf die Logik der persönlichen Selbsttäuschung anwenden lässt, d. h., wie eine Person die eigenen dysfunktionalen Selbsttäuschungen ohne fremde Hilfe in funktionale Selbsttäuschungen umwandeln kann. Mit diesem sehr wichtigen Thema und einigen damit verbundenen Strategien befassen wir uns ausführlich im letzten Kapitel dieses Buches.

Hier möchte ich abschließend anhand einer metaphorischen Geschichte den Inhalt dieses Kapitels veranschaulichen und die Leser und Leserinnen an das folgende Kapitel heranführen. In dieser Geschichte kommt die *Strenge* wie auch die *Magie* einer guten strategischen Intervention zum Ausdruck.

»Ali Baba hatte vier Söhne. Als er starb, hinterließ er 39 Kamele. Zuvor hatte er bestimmt, dass sein Erbe nach folgendem Schlüssel unter den vier Söhnen aufzuteilen sei: Der Älteste erhalte die Hälfte, der Zweitälteste ein Viertel, der Drittälteste ein Achtel und der Jüngste ein Zehntel seiner Habe.

Da standen nun die vier Brüder ratlos vor ihrem Erbe – bis ein Fremder auf seinem Kamel dahergeritten kam. Der wusste sofort Rat.

Er stellte sein Kamel zu den 39 anderen und begann zu teilen: Der Älteste bekam 20, der Zweitälteste zehn, der Drittälteste fünf und der Jüngste vier. Ein Kamel blieb übrig. Das nahm der Fremde – denn es war das seine – und ritt davon« (Eigen u. Winkler 1975, S. 173).

Diese Art der Intervention sieht nur aus wie »Magie«; denn in Wirklichkeit ergibt sie sich aus den Gesetzmäßigkeiten, die dem Fortbestehen sehr hartnäckiger Probleme und ihrer Lösung zugrunde liegen. Die Anwendung dieser Gesetzmäßigkeiten verlangt eine fantasievolle Anpassung an Gegebenheiten, damit der »Zauber« gelöst werden kann, der von komplizierten und sich immer wieder selbst hervorbringenden menschlichen Problemen ausgeht (Nardone 1997).

2. Die therapeutische Intervention

2.1 Geschichten von magisch anmutenden Therapien

Nicht dass man etwas Neues zuerst sieht, sondern dass man das Alte, Altbekannte, von jedermann Gesehene und Übersehene wie neu *sieht, zeichnet die eigentlich originalen Köpfe aus.*
(Nietzsche, »Menschliches, Allzumenschliches«; Hervorh. im Orig.)

In diesem Kapitel stellen wir klinische Fallbeispiele vor, in denen die wichtigsten Kategorien psychischer Pathologien und von Verhaltensauffälligkeiten vertreten sind. Die Beispiele sind aus über 3000 Fällen ausgewählt worden, die ich und meine Kollegen und Kolleginnen am *Centro di Terapia Strategica* in Arezzo in den letzten zehn Jahren behandelt haben.

In einigen Fällen wurden Strategien angewendet, die später als spezifische Protokolle für die Behandlung einiger wichtiger Störungen ausgearbeitet worden sind (Nardone u. Watzlawick 1994; Nardone 1997; Watzlawick u. Nardone 1999). Einige der beschriebenen Interventionen wurden speziell für besonders ungewöhnliche Fälle entwickelt und sollten deshalb als reine Geistesblitze betrachtet werden.

Ich habe mich dafür entschieden, die Fallbeispiele in einer narrativen Form zu präsentieren und keine vollständigen Transkriptionen videografierter Sitzungen vorzulegen, wie ich das in meinen früheren Büchern für eine eher spezialisierte Leserschaft getan habe (Nardone 1991, 1997). Damit möchte ich die Lektüre dieses Buches einer breiteren Leserschicht schmackhaft und zugänglich machen, so dass nicht nur die Experten und Expertinnen im therapeutischen Feld Interesse daran finden, sondern auch diejenigen, die sich die Kunst aneignen wollen, wie man komplizierte Probleme auf scheinbar einfache Weise löst.

2.2 Psychosen bzw. vermutete Psychosen

Fallbeispiel 1: »Die Nachbarn wollen mich nackt sehen«

In diesem Fallbeispiel geht es um einen Mann, der überhaupt nicht vorhatte, eine Therapie zu absolvieren. Deshalb wurde er mit dem trickreichen Argument, als eine Art Wohltäter fungieren zu müssen, zur Therapie überredet. Wir baten die Familie des Mannes, ihm auszurichten, dass wir im Rahmen der Behandlung seiner Tochter, die an Depressionen litt, seine Hilfe bräuchten. Dieses Strategem – *man lade den zögernden Patienten nicht um seiner selbst willen, sondern zwecks Unterstützung der Behandlung eines »kranken« Angehörigen zum Gespräch mit dem Therapeuten ein* – ist eine ausgezeichnete Hilfe, will man eine indirekte Therapie initiieren.

Besagter Patient manifestierte eine merkwürdige Form einer sogenannten Paranoia mit Verfolgungskomplex. Er war überzeugt, dass seine Nachbarn ihn heimlich mit Videokameras durch die Zimmerdecke beobachteten, während er sich vor dem Zubettgehen auszog. Hier ist zu erwähnen, dass dieser Mann nicht vom Typ eines Adonis war, sondern ein durchschnittlich aussehender Herr in den Sechzigern. Wie dem auch sei: Er hatte die Vorstellung, dass andere ihm beim Ausziehen zuschauten.

In der ersten Sitzung sprachen wir zunächst über seine Tochter. An irgendeinem Punkt fragte er mich dann: »Da wir jetzt eh schon miteinander reden ... Ich habe gehört, dass Sie Experte für Strategien sind. Ich habe da zufällig ein Problem mit meinen Nachbarn. Sie spionieren mich mit Videokameras aus. Ich komme mir vor wie im Krieg. Da Sie doch solch ein Stratege sind, müssen Sie mir unbedingt ein paar Strategien verraten.«

Ich zeigte Interesse für sein Problem. Ohne ihm zu widersprechen oder seine Schilderungen in Zweifel zu ziehen, fragte ich ihn, was er unternommen habe, dieser Aggression seitens seiner Nachbarn zu begegnen. Er beschrieb seine versuchten Lösungsansätze. Zunächst sei er jedes Mal umgezogen, sobald das Problem aufgetaucht sei; und dies sei inzwischen nun schon dreimal geschehen. Um einfach auf der sicheren Seite zu sein, sei er schließlich in irgendein Haus gezogen, in dem die Wohnung über der seinigen leergestanden habe. Die Situation schien sich definitiv gebessert zu haben. Doch dann sei, wie das Schicksal es eben wollte, etwas völlig Unvorhergesehenes passiert. In die Wohnung über seiner sei nicht irgendjemand eingezogen, sondern ... »Was glauben Sie, wer diese neuen Nachbarn waren? – Die Familie der Besitzerin eines Optikergeschäfts, das auch Videokameras verkaufte.« Die Paranoia des Mannes kehrte zurück und war ausgeprägter denn je, und so beschloss er, auf seine Weise etwas zu unternehmen: »Spionieren Sie mich ruhig aus, ich werde Sie dafür quälen.«

Also fing der Mann an, seine neuen Nachbarn mit nächtlichen Drohanrufen zu quälen. Diese riefen die Polizei. Eingeschüchtert durch die Rechts- und Ordnungshüter, stellte der Mann seine Aggression gegen die Nachbarn zwar ein, dachte sich aber eine neue, »brillante« Lösung aus. Er errichtete über seinem Bett einen Baldachin aus dickem, schwarzem Stoff. Über diese Vorrichtung erzählte er mir: »Zuerst kam es mir so vor, als ob ich nun eine dauerhafte Lösung gefunden hätte. Ich begab mich unter das schwarze Stoffdach, zog mich auf dem Bett aus und warf die ausgezogenen Kleidungsstücke auf den Boden. Am Morgen zog ich mich wieder unter dem Baldachin an, so dass niemand mich sehen konnte.«

Doch als er im Fernsehen Berichte über den Golfkrieg gesehen habe, so berichtete der Patient weiter, habe er festgestellt, dass es Videokameras gebe, die durch Wände hindurchschauen könnten. Seine Wahnideen kamen zurück, und er nahm wieder den Kampf gegen seine Nachbarn auf.

Nachdem ich seiner Erzählung aufmerksam zugehört hatte, fragte ich: »Haben Sie auch schon einmal über die Tatsache nachgedacht, dass es eine Methode gibt, wie man in Flugzeugen montierte Videokameras ausschalten kann, so dass sie nichts mehr aufspüren und keine Bilder mehr aufzeichnen? Auch diese Methode wurde während des Kriegs eingesetzt.«

»Davon habe ich noch nichts gehört. Bitte klären Sie mich auf.«

»Was benutzt man, um jemanden zu blenden?«

»Einen Blitz – einen starken Lichtstrahl.«

»Richtig! Wenn man einen starken Lichtstrahl auf eine Videokamera richtet, kann sie einen nicht mehr entdecken! Machen Sie dieses Experiment in den nächsten zwei Wochen. Kaufen Sie ein paar Scheinwerfer, und installieren Sie sie in der Nähe Ihres Bettes. Schalten Sie die Strahler jeden Abend an, bevor Sie zu Bett gehen. So werden Sie mithilfe der Lampen die Videokameras blenden.«

In der nächsten Sitzung berichtete der Mann, dass er, um die Strategie zum sicheren Erfolg zu bringen, Baustrahler mit einer Stärke von jeweils 300 Watt gekauft und sie auf dem Boden neben dem Bett installiert habe.

»In der ersten Nacht ließ ich die Strahler die ganze Nacht über brennen. Und wir haben es geschafft, dass sie nun mit dem Rücken an der Wand sind. Sie beobachten mich nicht mehr! In der zweiten Nacht kontrollierte ich, wie lange unsere Strategie ihre Wirkung zeigen würde; also ließ ich die Scheinwerfer eine Stunde lang brennen. Dann schaltete ich sie aus und beobachtete weiter, weil ich wissen wollte, ob die Nachbarn mich austricksen wollten, aber das haben sie nicht gewagt! Danach ließ ich die Strahler jeden Abend nur noch eine Stunde lang brennen, bevor ich zu Bett ging.«

Der Mann fügte hinzu: »Vielleicht haben wir gewonnen!«

»Nein«, erwiderte ich, »Sie dürfen ihnen nicht trauen. Der Feind arbeitet mit List und Tücke. Schicken Sie ihnen in den nächsten zwei Wochen eine Stunde lang Blitze, bevor Sie zu Bett gehen, auch dann, wenn sie die Videokameras nicht einschalten. Dies ist eine vorbeugende Maßnahme, und so zeigen Sie ihnen allen, wie mächtig Sie sind.«

Der Patient befolgte meine Anweisungen. In der nächsten Sitzung zwei Wochen später erzählte er mir: »Nach ein paar Tagen stellte ich fest, dass sie die Kameras gar nicht mehr einschalten. Ich glaube tatsächlich, dass sie die Kameras entfernt haben, und deshalb schalte ich meine Scheinwerfer nicht mehr an.«

Doch ich beharrte darauf: »Sie müssen weiterhin auf der Hut sein. Die Nachbarn könnten die Kameras wieder installieren, wenn Sie das nicht mehr erwarten. Ich empfehle Ihnen, die Scheinwerfer weiterhin einzusetzen, bis wir uns in ein paar Wochen wiedersehen.«

Nach ein paar Wochen kam der Mann wieder zur Sitzung und berichtete: »Wir haben definitiv gewonnen. Die Kameras sind verschwunden; sie beobachten mich nicht mehr.« Dann fügte er in ziemlich gedämpftem Ton hinzu: »Und was wäre, wenn ich die ganze Sache nur erfunden hätte?«

Ich schaute ihn an und antwortete: »Glauben Sie wirklich, wir hätten das alles auf uns genommen, wenn die Sache nicht wahr gewesen wäre? Bitte geben Sie jetzt nicht auf!«

Als der Patient einen Monat später wieder zur Sitzung kam, erzählte er: »Wissen Sie, ich glaube tatsächlich, dass ich die ganze Sache nur erfunden habe und dass Sie mir mit Ihren Strategien geholfen haben, das zu erkennen.«

Dieses klinische Fallbeispiel zeigt, dass sogar so schwere Störungen wie diejenige dieses Mannes innerhalb kurzer Zeit und manchmal indirekt behandelt werden können, ohne dass dem Patienten der Eindruck vermittelt würde, er befinde sich in der üblichen psychotherapeutischen Behandlung.

Im vorliegenden Fall wusste die betreffende Person nicht einmal, dass sie das Subjekt einer therapeutischen Intervention war. Der Herr hatte um Hilfe bei einem Problem gebeten, das fast wie ein »Krieg« aussah zwischen ihm und den anderen, die ihn seiner Auffassung nach verfolgten, während in Wirklichkeit er selbst der Verfolger war. Um den Widerstand des Mannes zu unterlaufen und ihn dahin zu führen, dass er seine Wahrnehmung von Realität verändern konnte, arbeiteten wir mit seiner eigenen Logik und auf seine Art und Weise, die Realität darzustellen. So geleiteten wir ihn durch eine Reihe »korrigierender emotionaler Erfahrungen«, bis er seine zuvor starren Überzeugungen allmählich in Zweifel zog. Schließlich entdeckte er sogar, ohne jegliche direkte Suggestion von meiner Seite, dass er in einer psychischen Falle gefangen gewesen war – nachdem er sich aus ihr befreit hatte. Unsere Intervention hat sich die Logik des Mannes zunutze gemacht und gleichzeitig dazu geführt, dass ebendiese Logik auf paradoxe Weise gesättigt wurde und schließlich in sich zusammenbrach.

Fallbeispiel 2: »Ich habe eine Schlange im Bauch«

Ein junger Mann, der sich in einer entsetzlichen Angstkrise befand, wurde zu mir in Therapie geschickt. Seine Eltern berichteten mir, dass er Neuroleptika nehme und seit vielen Jahren in psychoanalytischer Behandlung sei. Seit ein paar Tagen sei er davon überzeugt, dass er eine Schlange im Bauch habe. Er esse nichts mehr und wälze sich jedes Mal auf dem Fußboden herum, wenn er etwas in seinem Bauch »spüre«; tagsüber kippe er oftmals um und verhalte sich, als ob die Schlange ihn gebissen hätte. Er habe darum gebeten, ihn zum Chirurgen zu bringen, der ihm den Bauch öffnen und die Schlange töten müsse.

Nachdem ich mit den Eltern gesprochen hatte, bat ich den jungen Mann in mein Behandlungszimmer und stellte ihm zunächst ein paar Fragen. Wie ich es sonst auch tue, vermied ich es, auch nur eine seiner Aussagen anzuzweifeln oder zu bestreiten. Im Gegenteil: Ich wollte von ihm erklärt bekommen, wie die Schlange es geschafft habe, in seinen Körper zu gelangen, auf welche Weise er sie spüren könne und wie er versucht habe, sie wieder aus sich herauszubekommen.

Der Patient fühlte sich von mir verstanden und gab auf alle meine Fragen detaillierte Antworten. Er erzählte mir, dass die Schlange eines Nachts in seinen Körper geschlüpft sei, während er mit offenem Mund geschlafen habe. Mit diesem Gedanken im Hinterkopf entgegnete ich: »Nun, dann wissen wir auch, wie wir sie wieder herausbekommen.«

Der junge Mann schaute entsetzt, aber nicht ganz so entsetzt wie seine Eltern, die wahrscheinlich dachten, ich sei genauso übergeschnappt wie ihr Sohn. Dann gab ich dem Patienten folgende Anweisung: »Wenn Sie abends zu Bett gehen, müssen Sie sich vornehmen, die ganze Nacht über den Mund sperrangelweit offenzuhalten. Achten Sie darauf, dass Sie den Mund auch nicht eine Sekunde lang schließen. Legen Sie sich im Bett auf den Bauch, wobei Sie das Kinn auf dem Kopf- oder Fußteil auflegen, so dass der Kopf aufgerichtet ist. Wenn Sie in dieser Position bleiben, kann die Schlange leichter aus Ihrem Bauch herauskommen. Es ist sehr wichtig, dass Sie die ganze Nacht über völlig still liegen und den Mund ganz weit aufmachen; andernfalls hat die Schlange viel zu arg Angst herauszukommen und würde sich noch tiefer in Ihren Bauch verkriechen. Und denken Sie daran, dass Sie völlig entspannt sein müssen; sonst denkt die Schlange, es sei eine Falle. Morgen früh rufen Sie mich an und erzählen mir, wie die Nacht war.«

Damit beendete ich die Sitzung und verabschiedete die ganze Familie. Die Eltern schauten mich befremdet an, aber der Sohn verließ die Praxis mit dem zufriedenen Gesichtsausdruck eines Menschen, der endlich eine Lösung gefunden hatte.

Am nächsten Tag rief der junge Mann an und erzählte mir, dass die Schlange in der Nacht seinen Körper verlassen habe, er mir aber leider nicht sagen könne, um wie viel Uhr genau es gewesen sei. Als er ein paar Tage später wieder zur Sitzung kam, berichtete er, dass es extrem ungemütlich gewesen sei, die ganze Nacht über mit offenem Mund in ein und derselben Position dazuliegen, doch irgendwann in dieser Nacht habe er das merkwürdige Gefühl gehabt, als ob die Schlange seinen Körper verlassen hätte.

Der Patient ist im Laufe der Jahre immer mal wieder bei mir in Therapie gewesen. Er ist inzwischen ins Familienunternehmen eingestiegen, hat eine Freundin und führt ein unaufgeregtes Leben. Doch hin und wieder befindet er sich in Krisen, die ähnlich gelagert sind wie das Problem mit der Schlange. In solchen Zeiten kommt er zu mir, und dann fungiere ich als eine Art »Schamane vom Fach« und verschreibe ihm ein Befreiungsritual. Solche Rituale funktionieren immer nach der gleichen Logik – allerdings in umgekehrter Richtung – wie die Störung. Dadurch wird die Kraft, die das Fortbestehen des Problems entfaltet, in den Dienst der Veränderung gestellt und erreicht, dass die Störung sich selbst zerstört. Dieses Vorgehen folgt dem aus der alten chinesischen Kriegskunst bekannten Strategem, wonach man den Feind »auf das Dach locken und dann die Leiter wegziehen« soll.

Fallbeispiel 3: Wahn und Gegenwahn

Eine Familie mit einem als »schizophren« diagnostizierten Angehörigen war an unser Zentrum verwiesen worden. Der Patient, ein Mann Anfang Zwanzig, befand sich fast permanent in einem Zustand des »beschwingten Wahns«, sprach unentwegt über Dinge, die keinen Sinn ergaben, und lachte in sich hinein.

Die Familie wurde in mein Behandlungszimmer geführt, wo Gianfranco Cecchin[2] und ich sie erwarteten. Der junge Mann wandte sich an meinen Kollegen und sagte: »Sie glauben wohl, dass es 1232 Atomkraftwerke gibt, so viele wie Haare in Ihrem Bart, aber Sie irren sich, denn es gibt 1233 davon. Ich war ein Agent des KGB, wissen Sie. Ich floh aus Russland durch einen Tunnel unter dem Eisernen Vorhang hindurch. Danach arbeitete ich für die CIA. Schließlich landete ich auf Atlantis, aber dort schickten sie mich weg, weil ich rauche.«

An diesem Punkte intervenierte ich mit einem »Gegenwahn«: »Das ist wohl wahr, dass sie auf Atlantis streng sind ... Mit mir haben sie genau das Gleiche gemacht, weil ich Mundgeruch hatte. Wissen Sie, ich war ein Hai, der sich vor der Küste von Mosambik herumtrieb und die Kadaver fraß, die von den Piraten von den Schiffen ins Meer geworfen wurden ... und diese Kadaver stanken gewaltig.«

Der sogenannte Schizophrene schaute mich fragend an und wandte sich seinen Eltern zu: »Hey, wo habt ihr mich denn da hingebracht? Ich brauche einen Arzt, dem ich meine Probleme schildern kann. Dieser Typ da redet ein merkwürdiges Zeug. Er kann meine Wut auf meinen Schwager, der meinen Platz in der Familie gestohlen hat, mit Sicherheit nicht verstehen.«

Mein Kollege realisierte, dass der junge Mann wieder Grund unter den Füßen hatte, und setzte das Gespräch mit den Eltern fort. Es kristallisierte sich heraus, dass die Störung des Patienten eindeutig damit zu tun hatte, dass der Ehemann seiner Schwester nun zur Familie gehörte. Dieser Schwager, ein ausgeglichener und gebildeter Mann, war für die Familie, die in bescheidenen Verhältnissen lebte und in der es einen psychisch labilen Sohn gab, zum Bezugspunkt geworden.

In dieser Sitzung begab sich der junge Mann mehrere Male und immer dann, wenn Gianfranco Cecchin ein sensibles Thema ansprach, in seine Wahnwelten. Bei solchen Bewegungen reagierte ich

2 Gianfranco Cecchin war einer der wichtigsten Vertreter der systemischen Familientherapie.

auf die skurrilen Erläuterungen des Patienten jedes Mal mit Gegenvorschlägen, die noch skurriler waren, der Logik der Ideen des jungen Mannes aber entsprachen – und den Effekt hatten, dass der Patient in die unmittelbare Realität zurückkehrte. Das in diesem Fall passende Strategem aus der alten chinesischen Kriegskunst lautet: »Das Feuer ersticken, indem man noch mehr Holz auflegt.«

Nach dieser Sitzung entwickelten mein berühmter Kollege (der ein Experte in Familientherapie war) und ich für diese Familie ein Ritual. In der darauffolgenden Sitzung forderten wir die Familie zu ebendiesem Ritual auf, in dem noch einmal der junge Prinz gekrönt wurde, dessen Thron usurpiert worden war von einem skrupellosen Ritter, der dafür bestraft und anschließend von dem großmütigen Prinzen begnadigt wurde. Nachdem die Familie die notwendigen Instruktionen erhalten hatte, wurde das Ritual vollzogen, und der sogenannte Schizophrene, d. h. »jemand, der glaubt, dass zwei und zwei fünf ergibt, und sehr zufrieden ist«, wurde zu einem guten alten »Neurotiker«, d. h. zu »jemandem, der glaubt, dass zwei und zwei vier ergibt, und sich immer Sorgen macht«.

Wie im zuvor präsentierten Fallbeispiel war es auch hier notwendig, dass der junge Mann und seine Familie im Laufe der Jahre immer mal wieder zur Therapie kamen, doch die Störung des Patienten ist nie mehr so ausgeprägt gewesen wie in der ersten Sitzung.

Fallbeispiel 4: Der Magnet, der Energie anzieht

Eine Kollegin schickte mir einen Patienten, bei dem sie keinerlei therapeutische Fortschritte mehr erzielen konnte. Dies sei, so berichtete sie mir, auf seine »wahnhaften Äußerungen« zurückzuführen. Der Patient, ein Mann in den Dreißigern, erklärte mir, dass sein Problem eine konfliktbehaftete Beziehung zu einem Arbeitskollegen sei. Der Kollege habe nämlich eine magnetische Kraft, mit der er die Lebensenergie des Patienten wegsauge und diesen leer und ausgelaugt zurücklasse.

Wie ich dies meistens tue, richtete ich meinen Blick auf die bisherigen »Lösungsversuche« des Mannes. Ich fragte ihn, was er unternommen habe, um den Geschehnissen Einhalt zu gebieten, und was er zur Bekämpfung des Problems schon ausprobiert habe. Er erwiderte, dass er versucht habe, »stark« zu bleiben. Manchmal habe er seinen Kollegen verbal attackiert, aber dieser sei immer gleichgültig geblieben und habe am Ende die Oberhand gewonnen – und die Energie des Patienten weggesaugt. Man kann sich gut vorstellen, dass der fragliche Kollege vom Verhalten des Patienten ziemlich eingeschüchtert war und Ruhe bewahrte, um eine Eskalation zu vermeiden. Doch unser Patient deutete die Reaktion des Kollegen als eine eiskalte und berechnende Strategie.

Nachdem er mir sein Problem beschrieben und dargelegt hatte, welche Versuche er zu seiner Bewältigung schon unternommen habe, tat ich etwas, das in solchen Fällen oft sehr hilfreich ist: Ich schlug vor, die Situation des Mannes bildhaft darzustellen.

»Wenn ich Sie richtig verstehe, ist es so, als ob der Kollege einen Magneten hätte, der Ihnen Ihre Energie wegnimmt und sie zu ihm hinlenkt, und dass das immer dann geschieht, wenn Sie in der Nähe des Kollegen sind.«

Der Patient erwiderte ohne Umschweife: »Genau, Herr Doktor. Er ist der Magnet, der wegsaugt.«

Ich antwortete ihm: »Aber wenn er ein Magnet ist, wie können wir denn einen Magneten davon abhalten, Energie anzuziehen?«

»Wir müssen Glas verwenden!«, rief der Patient aus. »Ein Magnet zieht kein Glas an.«

»Ja«, antwortete ich, »es gibt aber auch noch andere Stoffe, die von einem Magneten nicht angezogen werden. Ich glaube, wir haben einen Weg gefunden, wie wir den Magneten bekämpfen können. Bis zu unserer nächsten Sitzung in der kommenden Woche haben Sie folgende Aufgabe: Sie besorgen sich eine sehr große Zellophantüte. Zellophan ist eine besondere Art von Plastik. Sie machen sich aus dieser Tüte einen Zellophananzug und tragen diesen jeden Tag unter Ihrer eigentlichen Kleidung. Auf diese Weise können wir verhindern, dass der Magnet Ihre ganze Energie wegzieht, und Sie können Ihre Stärke zurückbekommen.«

Der Patient schaute mich mit einem merkwürdig zufriedenen Lächeln an, als wir uns verabschiedeten. In der nächsten Sitzung berichtete er mir, dass er sich so stark wie ein Löwe fühle. Unser Plan habe funktioniert. Seine Energie sei nicht mehr weggesaugt worden. In dem Zellophananzug sei es zwar unangenehm heiß gewesen, aber die Hauptsache sei, dass die Wirkungen des Magneten hätten gestoppt werden können.

Die »Magie« dieses Strategems hatte noch einen anderen und nicht weniger wichtigen Effekt: Als sich die Wahrnehmungen des Patienten veränderten, schien sich – wie er berichtete – auch der magnetische Kollege so stark zu wandeln, dass er mit ihm sogar ein gewisses Mitleid empfand. Der Patient nahm nun seinen früheren Feind als einen bedauernswerten, harmlosen Mann wahr und verspürte keinerlei Wut mehr auf ihn.

An diesem Punkt wandte ich eine Technik an, die ich bereits beschrieben habe. Ich forderte den jungen Mann auf, sich vorzustellen, wie er sich seinem Kollegen gegenüber verhalten würde, *wenn* dieser ein schwacher und ängstlicher Mensch wäre und sich permanent rückversichern müsste, und jeden Tag etwas zu unternehmen, *als ob* genau dieser Sachverhalt der Wirklichkeit entspräche.

Ich überwies den Patienten wieder an meine Kollegin, damit sie mit ihm therapeutisch weiterarbeiten konnte. Nach einiger Zeit berichtete sie mir, dass der junge Mann keine »merkwürdigen Ideen« mehr geäußert habe; mit dem betreffenden Arbeitskollegen habe er sich sogar angefreundet.

In diesem Fallbeispiel begann unsere Intervention damit, dass wir eine erfundene Realität konstruierten, die zu den pathologischen Repräsentationen des Patienten passte. Diese Realität nutzten wir, um eine Veränderung einzuleiten. Diese Veränderung wurde mithilfe der erfundenen Realität möglich, die während unserer therapeutischen Interaktion die ursprünglich vom Patienten repräsentierte Realität ersetzte.

Mit anderen Worten: Die Erfindung einer Realität führte zu ganz konkreten Wirkungen. Die Leser und Leserinnen, die mit den jüngsten Entwicklungen im Bereich der Logik vertraut sind, werden feststellen, dass dieser Prozess sich mit den logischen Modellen des *Glaubens* und der *Selbsttäuschung* deckt. Schon Georg Christoph Lichtenberg schreibt, dass alles, was geglaubt wird, auch existiert.

2.3 Angststörungen, Panikattacken und Phobien

Fallbeispiel 1: Die Spiegelphobie

Ein junger Student, genauer gesagt: ein Student im Hauptfach Psychologie, wurde an mich von einer Psychotherapeutin überwiesen, die ihn schon seit mehreren Jahren behandelt hatte. Sie fragte mich, ob ich es mir zutraute, die skurrile, kräftezehrende Phobie dieses jungen Mannes zu heilen: Er lebte in der Angst, dass er von einem Spiegel angezogen werden und dann mit der Nase dagegenknallen könnte. Lange Zeit hatte er den Beistand anderer Personen gebraucht, die jederzeit intervenieren konnten, falls er unaufhaltsam in einen Spiegel hineingezogen worden wäre. Aus seiner Wohnung hatte er – bis auf einen kleinen Spiegel im Badezimmer – alle Spiegel entfernt, und nachts trug er eine Windel, damit er nicht zur Toilette gehen musste. Sein Leben war einerseits durch die Phobie und andererseits durch die Strategien, mit denen er sich vor seiner Phobie zu schützen versuchte, auf das Stärkste beeinträchtigt.

Zur ersten Therapiesitzung kam der junge Mann in Begleitung eines »Beschützers«. Als er sein Problem beschrieb, vermied ich es, ihn über seine Vergangenheit, über potenzielle »traumatische« Erfahrungen oder seine Familienstruktur auszufragen. Ich bat ihn stattdessen, in allen Einzelheiten zu beschreiben, was er und die Menschen in seinem Umfeld schon unternommen hätten, um sich mit seinem Problem auseinanderzusetzen. Nachdem er seine Strategien geschildert hatte, mit deren Hilfe er seine Nase vor einem Zusammenprall mit einem Spiegel zu schützen versuchte, schaute ich ihm in die Augen und sagte zu ihm, dass ihm merkwürdigerweise noch nie die einzige und sehr einfache Lösung in den Sinn gekommen sei: »Wenn Sie Angst davor haben, mit der Nase gegen einen Spiegel zu knallen, müssen Sie doch nur eine Schutzvorrichtung tragen, die speziell dafür konstruiert ist, dass die Nase vor Kollisionen geschützt ist.«

Der Student wirkte überrascht und fragte: »Was denn für eine Schutzvorrichtung?« Ich antwortete: »Sie wissen doch, dass Baseballhelme und Motorradhelme nicht nur dafür gemacht sind, den Kopf zu schützen, sondern auch die Nase. Sie könnten sich einen solchen Helm kaufen und ihn immer tragen, wenn Sie sich irgendwo bewegen. Jeder Motorradfahrer trägt einen Helm, und von daher könnten Sie einfach so tun, als ob Ihr Motorrad gerade um die Ecke stünde. Auf diese Weise könnten Sie sich frei bewegen und von dem Helm geschützt werden. Das könnte eine bessere Strategie sein als diejenige, die Sie bis dahin angewendet haben, um sich gegen die Spiegel zu schützen, die es auf Ihre Nase abgesehen haben. Ich würde vorschlagen, dass Sie sich in den nächsten Tagen einen Helm kaufen. Besorgen Sie sich einen stabilen Helm mit einem guten Sitz ... und dann werden wir sehen, was passiert. Ich glaube, das könnte Ihnen helfen.«

Zur nächsten Sitzung eine Woche später kam der junge Mann mit einem hübschen roten Helm. Er berichtete, dass er sofort nach unserer ersten Sitzung von zu Hause aus telefonisch bei verschiedenen Geschäften zuerst nach einem Baseballhelm gefragt, dann aber nichts gefunden und sich schließlich für einen sehr leichten, aber stabilen Motorradhelm entschieden und ihn bestellt habe. Da er auf das Experiment sehr gespannt gewesen sei, habe er sich allein auf den Weg gemacht, sein Auto genommen (was er seit Jahren nicht mehr getan habe), sei zu dem Geschäft gefahren, hineingegangen und habe den bestellten Helm abgeholt.

Erst als er das Geschäft verlassen habe, so schilderte der Patient, habe er realisiert, dass er soeben etwas getan habe, wozu er früher nicht fähig gewesen sei: sich ohne die Angst vor einem Zusammenprall mit einem Spiegel zu bewegen, und das, obwohl er unterwegs an mehreren Spiegeln vorbeigekommen sei. Auf dem Weg nach Hause habe er den Helm unter dem Arm getragen und bei sich gedacht: »Also, wenn mich richtig die Angst überkommt, setze ich ihn auf; ansonsten nehme ich ihn einfach aus Sicherheitsgründen immer mit mir.« In dieser Woche sei er noch einmal ausgegangen und habe immer den Helm mit sich getragen, ihn aber nie aufgesetzt. Soweit ich weiß, hat der junge Mann den Helm nie getragen; er konnte aber alle anderen Lösungsversuche (Beistand durch Beschützer, das Tragen der nächtlichen Windel und die völlige Isolierung) schon bald aufgeben.

Nach ein paar Monaten realisierte der Patient, dass er dank der neuen Strategie seine Angst, in einen Spiegel hineingesaugt zu werden, völlig verloren hatte und sich auch von seinem Helm verabschieden konnte.

Dem Strategem »Den Himmel täuschen und das Meer überqueren« folgend, lenkt man die Aufmerksamkeit der Person, die ihre Angst zu kontrollieren versucht, ab und richtet sie auf eine alternative Aufgabe, die mithilfe der Suggestion verschrieben wird. Ohne dass der betreffende Mensch es merkt, tut er etwas, das ihm bis zu diesem Augenblick als unmöglich erschienen ist. Diese lebenspraktische Erfahrung führt automatisch – zumindest für einen Moment – zu einer neuen Wahrnehmung der Realität, die dem Betreffenden einen Augenblick zuvor noch erschreckend vorgekommen ist. Durch dieses unweigerliche Erleben wird die Starrheit des von der Phobie geprägten Wahrnehmungs- und Reaktionssystems aufgebrochen, und es eröffnet sich der Weg zur Konstruktion neuer, alternativer Repräsentationen von Realität und damit für neue Verhaltensmodi und andere kognitive Seinsweisen.

An späterer Stelle werde ich darauf eingehen, wie dieser Interventionstypus, der in mühsamer systematischer empirischer Forschungsarbeit entwickelt worden ist, zu der elementaren Komponente eines außergewöhnlich effektiven Modells der Kurzzeittherapie bei schweren Formen von Panikattacken und Phobien geworden ist. Doch zuvor möchte ich noch weitere Fallbeispiele präsentieren.

Fallbeispiel 2: Angst, allein aus dem Haus zu gehen

Die vielleicht am häufigsten eingesetzte therapeutische Intervention, die wir an unserem Zentrum entwickelt haben, ist die Behandlung von Agoraphobie und Panikattacken, d. h. solcher generalisierter Angststörungen, die es einem Menschen aufgrund seiner Angst, von Panik ergriffen zu werden, unmöglich machen, allein zu bleiben oder einen »sicheren Ort« zu verlassen.

Eine 46 Jahre alte Frau war seit 27 Jahren in Psychoanalyse bei drei verschiedenen Analytikern (die ersten beiden waren gestorben) gewesen, ohne dass sich die Symptome ihrer Störung wesentlich gebessert hatten. Mehrere Jahre nahm sie auch Medikamente »in allen nur erdenklichen Kombinationen«, wie sie sagte. Die Patientin präsentierte die typischen Symptome eines agoraphobischen Syndroms mit Panikattacken (nach DSM IV) und konnte nie das Haus ohne ihren Mann verlassen, der als ihr Beschützer fungierte. Selbst unter seinem Schutz war ein soziales Leben eine Unmöglichkeit, weil die Frau Angst hatte, dass sie bei irgendeiner Gelegenheit, z. B. beim Abendessen mit Freunden, bei einer Feier oder im Kino, eine Panikattacke bekommen würde, bei der sie sich eingekerkert fühlen könnte und keine Möglichkeit einer sofortigen Flucht hätte. Das Leben des Paares war von der Notwendigkeit geprägt, die Frau vor Panikattacken zu bewahren und alles zu vermeiden, was bei ihr Angst auslösen könnte.

Bei meiner Therapie arbeitete ich nach dem Behandlungsprotokoll für diese spezifische Form von kräftezehrender Angststörung (Nardone 1997). In der dritten Sitzung und nach einigen einleitenden Manövern gab ich der Patientin die folgende skurril anmutende Verschreibung:

»Also gut. Da Sie bis jetzt alles, was ich Ihnen aufgetragen habe, sehr gut ausgeführt haben, sollen Sie nun etwas sehr Wichtiges tun. Sie bewegen sich hinüber zur Tür und drehen dabei eine Pirouette. Sie öffnen die Tür, gehen hinaus und drehen eine weitere Pirouette. Sie gehen die Treppen hinunter bis zum Haupteingang. Sie drehen eine Pirouette, bevor Sie das Haus verlassen, und eine Pirouette, wenn Sie draußen sind. Sie gehen nach links und drehen nach jeweils fünfzig Schritten eine Pirouette, bis Sie bei einem Obstgeschäft angelangt sind. Sie drehen dort eine Pirouette, betreten den Laden und kaufen den größten und reifsten Apfel, den Sie finden können. Dann machen Sie sich mit dem Apfel auf den Rückweg, drehen alle fünfzig Schritte eine Pirouette und dann noch eine Pirouette, bevor Sie das Gebäude betreten, und eine, wenn Sie drin sind. Ich warte hier auf Sie.«

Die Frau schaute mich an, als ob ich einen Zauber über sie gesprochen hätte, und verließ den Raum. Ihr Ehemann, der im Wartezimmer saß, sah sie hinausgehen und dachte, sie sei nun komplett von Sinnen. Ich hielt ihn davon ab, ihr nachzulaufen, und informierte ihn, dass sie gerade meine Verschreibung befolge. Sein Erstaunen war noch größer, als er seine Frau nach 20 Minuten mit dem Apfel zurückkommen sah. Sie lächelte und sah aus, als ob sie sich amüsierte.

Durch die Verschreibung dieser unlogisch anmutenden Aufgabe haben wir zwei Dinge bekommen: einen Apfel und die erste wichtige »korrigierende emotionale Erfahrung« der Patientin. Diese Aufgabe habe ich persönlich schon über 1000 Patienten verschrieben, die aus unterschiedlichen gesellschaftlichen und kulturellen Kontexten kamen und an der gleichen Art von Problem litten. Keine Einzige dieser Personen hat sich geweigert, die Aufgabe auszuführen. Viele meiner Schüler und Kollegen aus verschiedenen Regionen der Welt haben überrascht festgestellt, dass auch ihre Patienten diese seltsame Verschreibung bereitwillig durchführen, und sich gewundert, wie sich mit dieser Aufgabe eine so hartnäckige Störung wie das mit Panikattacken einhergehende agoraphobische Syndrom kurieren lässt.

Vielleicht fragen sich die Leser und Leserinnen, wie das funktionieren kann. Da diese Art der Verschreibung eigentlich in Form einer hypnotischen Induktion gegeben werden sollte, braucht es aufseiten des Therapeuten eine spezifische Fertigkeit. Mithilfe der induktiven Kommunikation konstruieren wir eine therapeutische Realität, in der das Drehen von Pirouetten zu einem magischen Ritual wird, das die Angst verjagt. In dieser therapeutischen Realität wird es möglich – einem klassischen chinesischen Strategem folgend –, »den Himmel zu täuschen und das Meer zu überqueren«.

Die Patienten werden durch die verschriebene Aufgabe von ihrer Angst abgelenkt, weil sie sich auf so absurd wirkende Aktivitäten wie das Drehen von Pirouetten und den Kauf eines Apfels konzentrieren müssen. Um die Aufgabe erfüllen zu können, müssen sie etwas tun, was für sie bis zu diesem Augenblick unmöglich gewesen ist, weil sie zu große Angst davor hatten. Nachdem die Patienten ihre Aufgabe ausgeführt haben, wird ihnen bewusst, dass sie ihre Angst tatsächlich überwunden haben. Sie realisieren zwar das Trickreiche an der Verschreibung, haben sich selbst aber auch bewiesen, dass sie ihr Problem überwinden können.

Natürlich hört die Therapie an diesem Punkt nicht auf: Er stellt nur den ersten wichtigen Zugang zu den Symptomen dar. Als die Frau aus dem beschriebenen Fallbeispiel nach ihrem ersten allein bestandenen Abenteuer in der Welt wieder in meine Praxis kam, stellte sie erschüttert fest, dass sie etwas getan hatte, von dem sie vorher noch nicht einmal geträumt hätte – und alles ohne irgendwelche Ängste.

Wie wir das oft tun, wenn wir dem Behandlungsprotokoll folgen, verschrieben wir der Patientin bis zur nächsten Sitzung die Aufgabe, an ihrem Wohnort jeden Tag eine ähnliche Aktivität durchzuführen: »Also gut. Da Sie dies nun so gut gemacht haben, möchte ich Sie bitten, die ganze kommende Woche jeden Tag um dieselbe Uhrzeit sich zum Ausgehen anzuziehen, sehr sorgfältig Ihr Make-up aufzulegen, die Wohnung zu verlassen, dabei so wie heute Pirouetten zu drehen, in die Stadt zu gehen und mir ein kleines Geschenk zu kaufen ... natürlich nur dann, wenn Sie der Ansicht sind, dass ich ein solches verdient habe!«

In der folgenden Sitzung legte die Patientin alle ihre kleinen Geschenke auf meinen Tisch und erzählte, dass sie jeden Tag aus dem Haus gegangen sei. Weiter berichtete sie, dass sie nach den ersten paar Tagen aufgehört habe, Pirouetten zu drehen, weil ihr diese nicht länger notwendig zu sein schienen. Ein paar Monate später erhielt ich von ihr eine Postkarte aus Sardinien, wo sie allein ein Wochenende am Strand verbracht hatte. In den letzten zehn Jahren habe ich Hunderte ähnlicher Postkarten von früheren Patienten erhalten, die unter Angststörungen gelitten hatten.

Fallbeispiel 3: »Ohne dich gerate ich in Panik«

Die zwischenmenschlichen Beziehungen von Personen, die unter Angststörungen, Panikattacken und Phobien leiden, sind im Allgemeinen dadurch gekennzeichnet, dass solche Menschen von ihrer Umwelt ein hohes Maß an Unterstützung, Rückversicherung, Zuwendung und Selbstverzicht verlangen. Diese Art der Interaktion nährt zwar noch die Furcht und das Gefühl der persönlichen Unzulänglichkeit aufseiten des angstgestörten Menschen (Nardone u.

Watzlawick 1994; Nardone 1997), doch scheint sie die effektivste Weise zu sein, Angst und Panik für den Moment zu verringern. Da die letztere Wirkung stärker ins Auge fällt, ist ein solcher Zustand der zwischenmenschlichen Beziehungen gegen Veränderung entschieden resistent, was vom Therapeuten ziemlich ausgefeilte Manöver verlangt.

Wenn wir mit Patienten arbeiten, die dieses Muster zwischenmenschlicher Beziehungen präsentieren (und es ist bei den meisten Patienten mit Angststörungen zu beobachten), dann deuten wir die Situation am Ende der ersten Therapiesitzung wie folgt um: »Also. Ich hätte gerne, dass Sie in der kommenden Woche über Folgendes nachdenken: Jedes Mal, wenn Sie jemanden um Hilfe bitten und von ihm diese Hilfe bekommen, erhalten Sie zwei Botschaften zur gleichen Zeit. Die eine Botschaft liegt eher offen zutage: ›Ich kümmere mich um dich, ich helfe dir und beschütze dich.‹ Die andere Botschaft liegt eher im Verborgenen: ›Ich helfe dir, weil du das ohne mich nicht bewältigen kannst, weil du krank bist.‹ Bitte denken Sie jetzt nicht, dass ich von Ihnen verlange, Sie sollen andere Menschen nicht mehr um Hilfe bitten. Momentan können Sie gar nicht anders, als andere um Hilfe zu bitten. Ich verlange von Ihnen nur, über die Tatsache nachzudenken, dass Sie jedes Mal, wenn Sie jemanden um Hilfe bitten und diese bekommen, dazu beitragen, dass Ihre Probleme hartnäckiger und schlimmer werden. Bitte versuchen Sie jetzt aber nicht, andere nicht mehr um Hilfe zu bitten; denn dazu sind Sie noch nicht in der Lage. Denken Sie einfach nur über die Tatsache nach, dass Sie jedes Mal, wenn Sie jemanden um Hilfe bitten und diese bekommen, dazu beitragen, dass die Dinge noch schlimmer werden.«

Statt den Patienten direkt aufzufordern, sich um Veränderung zu bemühen, setzen wir die Angst gegen die Angst ein. Im Grunde genommen setzen wir die größere Angst (dass das Problem noch schlimmer wird) gegen die kleinere Angst (vor den präsentierten Symptomen) ein. Schon die alten Römer sagten: *Ubi maior, minor cessat* (Wo Größeres ist, zögert das Geringere).

In den meisten Fällen (in meiner Praxis etwa 1500 Fälle) hören die Patienten, nachdem sie diese Verschreibung bekommen haben, sofort damit auf, ihr Repertoire an Hilferufen einzusetzen. Danach gehen die Symptome der Angststörung meistens signifikant zurück, und nicht selten ist eine komplette Remission zu beobachten. Wenn angstgestörte Menschen aufhören, andere um Hilfe und Unterstützung zu bitten, müssen sie allein mit Situationen zurechtkommen, in denen sie früher beschützt wurden, und dadurch wird ihnen bewusst, dass sie mit solchen Situationen umgehen können. Wenn solche Patienten ihre persönliche Kompetenz allmählich wiederentdecken, nehmen sie bereitwilliger Risiken auf sich und überwinden manchmal ganz spontan ihre früheren Ängste.

Mit anderen Worten: Die therapeutisch verschriebene Aufgabe macht einen *Circulus vitiosus* (»Teufelskreis«, in dem sich das pathogene Bitten um Beschützung perpetuiert) zu einem *Circulus virtuosus* (»Tugendkreis«, in dem persönliche Ressourcen und Unabhängigkeit zurückgewonnen werden).

Fallbeispiel 4: Die »unheilbare« Angst vor Kontrollverlust

Eine Frau, die schon viele verschiedene Therapien, u. a. auch medikamentöse Behandlungen und eine langfristige Psychoanalyse, ausprobiert hatte, kam zu mir zur Therapie. Sie beschrieb ihr Problem als eine »extrem schwere« Form von Hypochondrie, Panikattacken und Agoraphobie. Über zehn Jahre lang hatte sie ihre Wohnung nicht mehr ohne Begleitschutz verlassen – außer um Besorgungen im nahen Umkreis zu machen. Sie erzählte mir, dass sie nicht einmal im Traum daran denken werde, allein mit dem Auto oder Zug von ihrem Wohnort nach Arezzo zur Therapiesitzung zu fahren, weil sie Angst davor habe, eine schwere Panikattacke zu bekommen und dabei den Verstand zu verlieren oder auf der Stelle an einem Schlaganfall oder Gehirnschlag zu sterben. Besonders erwähnenswert ist dabei, dass sie selbst Ärztin war. Sie hatte alle meine Bücher gelesen. Als sie in meine Praxis kam, sagte sie provozierend: »Sie glauben doch hoffentlich nicht, dass Sie mich dazu bringen, Pirouetten zu drehen, wie Sie das mit Ihren anderen Patienten machen. Ich werde niemals Pirouetten drehen. Ich werde niemals einen Apfel einkaufen, auch wenn in Ihrem Buch steht, dass Sie Ihre Patienten immer dazu bringen, diese Aufgabe durchzuführen. Für mich müssen Sie sich schon etwas anderes einfallen lassen, weil ich so etwas Albernes nie tun werde.«

Darauf entgegnete ich: »Da Sie meine Tricks so gut kennen, werden Sie sogar umso besser funktionieren, glaube ich.«

»Nein«, antwortete sie, »da ich alle Ihre Tricks kenne, kann ich Sie daran hindern. Wissen Sie, viele andere vor Ihnen haben schon versucht, mich zu heilen.« Dann zählte sie eine lange Liste von Professoren auf, die sie zu heilen versucht hätten – allerdings vergeblich. Wie Patienten dieser Machart (und glücklicherweise gibt es nicht allzu viele von ihnen) dies gerne tun, sprach sie abfällig über ihre früheren Therapeuten, als ob sie ein perverses Vergnügen daran finden würde, diese therapeutischen Schlachten gewonnen zu haben.

Ich begann die Therapie mit einigen einleitenden Manövern, um zu beobachten, was die Patientin tun würde, um sich ihnen entgegenzustellen. Sobald sie sich gegen meine Vorschläge wehrte, verschrieb ich ihr diesen Widerstand als Aufgabe. Ein Beispiel: »Ich brauche den gesamten Widerstand, den Sie aufbringen können; denn je stärker Sie mir entgegentreten, desto mehr helfen Sie mir, dass ich Ihnen helfen kann. Je mehr Sie meine Manöver zunichtezumachen versuchen, umso besser werde ich verstehen, was ich tun muss, um Ihnen helfen zu können. Also bitte machen Sie so weiter.«

Natürlich brachte diese paradoxe Verschreibung die Frau in eine paradoxe Situation: Wenn sie meine Bemühungen weiterhin boykottierte, würde sie genau das tun, was ich von ihr verlangte. Wenn sie sich dagegen auflehnte und ihren Boykott einstellte, würde sie den Erfordernissen der Therapie nachgeben. In jedem Fall lag die Macht nicht mehr in ihren Händen, sondern in meinen.

Ich möchte die ersten Therapiesitzungen nicht in allen Einzelheiten besprechen, weil dies den Rahmen dieses Buches sprengen würde. Um die fünfte Sitzung herum beschloss ich, das Manöver auszuführen, das bei der Patientin eine erste »korrigierende emotionale Erfahrung« hervorbringen sollte. Wie schon gesagt, erlebt ein Mensch dabei ganz konkret, wie sich seine Wahrnehmung einer Realität verändert, die ihm bis dahin als zu schrecklich erschienen ist, als dass er sie hätte bewältigen können. Die Patientin hatte mir von ihren guten Eigenschaften und Fähigkeiten erzählt. Unter anderem hielt sie sich für eine Kennerin guter Weine und Spirituosen. Sie beschrieb sich als einen Menschen, der die Freuden des Lebens genieße, sich ihnen aber nur hingeben könne, wenn sie Begleitschutz habe; denn sie habe ja Angst davor, die Wohnung zu verlassen und an bestimmten Orten allein zu sein. Ich beschloss, ihr eine Verschreibung zu unterbreiten, die eine ähnliche Struktur hatte wie die Verschreibungen in den beiden zuvor beschriebenen Fallbeispielen: »Also gut. Ich weiß, dass Sie von Ihrem Wohnort nicht allein hierher zu mir reisen können, obwohl auf dieser Strecke einige bequeme Züge fahren. Ich weiß auch, dass Sie nicht ohne Medikamente auskommen können.«

Die Patientin machte ziemlich starken Gebrauch von Medikamenten, die sie sich selbst verschrieb, und mixte sich im wahrsten Sinn des Wortes einen riesigen Cocktail aus verschiedenen Arzneimitteln, die sich in ihrem potenziellen therapeutischen Nutzen wahrscheinlich gegenseitig aufhoben. Jedenfalls fuhr ich fort: »Ich weiß, dass ich nicht von Ihnen verlangen kann, eine meiner üblichen Verschreibungen zu befolgen, und deshalb habe ich mir eine unübliche Verschreibung für Sie ausgedacht. Ich möchte, dass Sie, bevor Sie Ihre Wohnung verlassen, um sich auf den Weg zu unserer nächsten Sitzung zu machen, mich anrufen.« Sie schaute überrascht und fragte: »Weshalb sollte ich Sie anrufen?«

»Sie sollen mich anrufen, weil ich Sie dazu bringen werde, eigenständig zu mir zu kommen.«

»Nein, das ist unmöglich. Ich werde niemals allein kommen. Ich werde niemals das tun, wozu Sie andere Patienten gebracht haben.«

»Also gut, aber Sie schauen bitte in den Zugfahrplan und finden heraus, wie lange Sie mit dem Taxi von Ihrer Wohnung bis zum nächsten Bahnhof brauchen, und rufen mich an, wenn Sie abmarschbereit sind. Wenn Sie sich wirklich nicht dazu imstande fühlen, können Sie immer noch Ihren Mann bitten, dass er wie sonst mit Ihnen kommt.« Die Patientin verabschiedete sich mit einem verblüfften, aber noch trotzigen Ausdruck auf dem Gesicht.

In der darauffolgenden Woche rief sie mich genau zu dem Zeitpunkt an, zu dem sie zu Hause hätte starten müssen, um rechtzeitig zum Bahnhof zu kommen und den Zug zu erwischen, wenn sie schließlich pünktlich zu unserer Sitzung hier sein wollte. Ich bat sie, immer wenn es ihre momentane Tätigkeit erlaube, die Hände mit ineinander verschränkten Fingern fest zusammenzupressen und mir zu sagen, welcher Daumen ihrer Ansicht nach auf dem anderen liegen sollte.

Sie sagte: »Was für alberne Sachen verlangen Sie denn von mir eigentlich? – Ich finde es besser, wenn der rechte Daumen oben liegt.«

»Jetzt machen Sie genau das Gegenteil. Sie legen den rechten Daumen unter den linken Daumen und drücken die Hände ganz fest zusammen, bis es schmerzt. Tut es schon weh? Gut, sehr gut. Sie drücken die Hände fest zusammen ... drücken immer weiter ... Gut. Sie lösen jetzt die Hände wieder. Nun nehmen Sie eine von diesen berühmten Grappa-Flaschen, von denen Sie mir erzählt haben. Sie wissen schon, die Flaschen mit dem langen, schmalen Hals. Eine leere

Flasche. Ich hoffe, Sie haben eine leere Flasche zur Hand. Ansonsten müssen Sie eine Flasche umfüllen.«

»Oh, das dürfte kein Problem sein, aber ich will jetzt wissen, was für einen Unsinn Sie von mir verlangen.«

»Also gut. Sie nehmen eine leere Flasche und dann noch eine kleine Tüte Bohnen. Haben Sie getrocknete Bohnen zu Hause?«

»Natürlich habe ich das.«

»Gut. Sie nehmen also eine kleine Tüte Bohnen und die langhalsige Flasche, stecken beides in Ihre Tasche und vergessen nicht die Medikamente, die Sie immer bei sich haben.«

»Zu was wollen Sie mich eigentlich überreden?«

»Sie bringen alle Medikamente mit hierher, die Sie im Notfall einnehmen. Rufen Sie mich wieder an, wenn Sie alles zusammengepackt haben.«

Fünf Minuten später rief die Patientin wieder an. Ich sagte: «Gut. Sie ziehen sich jetzt besonders hübsch an, nehmen Ihre Tasche mit der Flasche, den Medikamenten und den Bohnen drin und rufen ein Taxi. Wenn Sie das Taxi gerufen haben, verschränken Sie Ihre Finger. Sie pressen die Hände fest zusammen, sehr fest, so fest, wie Sie können. Sie legen den dominanten Daumen unter den anderen, bis es wehtut. Dann gehen Sie die Treppen hinunter und steigen in das Taxi. Denken Sie daran, dass Sie die Hände nicht lösen dürfen, wenn das Taxi am Bahnhof angekommen ist. Sie müssen das Geld aus Ihrer Tasche nehmen und die Fahrkarte bezahlen, ohne dabei die Finger zu lösen. Sie halten die Hände fest zusammengedrückt, wobei die Daumen übereinandergepresst sind – denken Sie daran, den dominanten Daumen unter den anderen zu legen –, und wenn Sie im Zug sind, setzen Sie sich hin. Danach können Sie Ihre Hände lösen und die langhalsige Flasche und die Bohnen aus Ihrer Tasche nehmen. Nun fangen Sie an, die Bohnen – eine nach der anderen – langsam in die Flasche zu füllen. Da der Flaschenhals eng ist, legen Sie eine Bohne nach der anderen hinein, bis die Flasche voll ist. Danach leeren Sie die Flasche wieder aus und beginnen das Ganze von vorne. Sobald der Zug in Arezzo angekommen ist, legen Sie alles zurück in Ihre Tasche und verschränken die Finger erneut. Denken Sie daran, dass der dominante Daumen unter dem anderen Daumen liegen muss. Sie drücken die Hände fest zusammen und gehen zu meiner Praxis, die, wie Sie ja wissen, unweit vom Bahnhof liegt. Sie halten die Finger fest zusammengepresst.«

Die Patientin gab keine Antwort. Ein paar Stunden später kam sie in meiner Praxis an, hatte einen verwunderten Ausdruck auf dem Gesicht, die Hände zusammengepresst, die Finger gekreuzt, und sie erzählte mir: »Wissen Sie, mir hat das richtig Spaß gemacht, die Bohnen in die Flasche zu füllen. Die Leute haben mich beobachtet, und ein Mann fragte mich, was ich da mache. Ich erzählte ihm, dass ich ein Spiel spiele, damit die Zeit schneller vergehe. Ich erfand eine Geschichte und erzählte ihm, dass ich Grundschullehrerin sei und dies ein Spiel sei, das ich den Kindern beibringen wolle. Ich fand es richtig schön zu lügen.«

Ich sagte: »Was? Sind Sie wirklich mit zusammengepressten Fingern gereist?«

Darauf erklärte sie: »Ich muss Ihnen sagen, dass mir das Ganze zunächst reichlich sinnlos vorkam; aber dann sagte ich mir: ›Ich habe nichts zu verlieren, wenn ich etwas ausprobiere.‹ Ich merkte nämlich Folgendes: Wenn mich die Angst beschlich und ich die Hände fester zusammendrückte, ließ die Angst nach. Ich hatte das Gefühl, sie kontrollieren zu können. Als ich in Arezzo ankam, brauchte ich das nicht mehr. Ich habe die Finger nur noch deshalb zusammengepresst gehalten, weil Sie mich darum gebeten hatten; aber eigentlich brauchte ich das nicht.«

»Wie erklären Sie sich dies alles?«, fragte ich die Patientin.

Sie sah mich mit einem halb zufriedenen, halb ärgerlichen Gesichtsausdruck an, als ob sie ein Spiel verloren hätte.

»Sie haben mich ausgetrickst. Sie haben es geschafft, mich so weit zu bringen, dass ich etwas tat, was sehr viel Ähnlichkeit mit den Pirouetten der anderen Patienten hatte. Doch ich muss Ihnen danken, weil dies das erste Mal ist, dass ich so etwas geschafft habe.«

In den darauffolgenden Wochen kam die Patientin weiterhin zur Therapie. Sie machte die Reise immer allein. Wir kamen sogar überein, dass sie einige Ausflüge machen sollte. Also unternahm sie Reisen in verschiedene Regionen Italiens, und innerhalb kurzer Zeit konnte sie ohne Begleitung ganz normal ausgehen und allein zu Hause bleiben.

Dieser Fall veranschaulicht sehr gut, wie man nach der Struktur des therapeutischen Manövers »Den Himmel täuschen und das Meer überqueren« viele kreative Spielarten entwickeln kann. Er ist nur ein Beispiel von vielen. Wichtig ist, dass das therapeutische Manöver auf die Sprache, Logik und Art der Realitätswahrnehmung des Patienten zugeschnitten ist. Denn nur dann, wenn eine solche Aufgabe unter Berücksichtigung aller dieser Aspekte konstruiert ist, wird der Patient sie akzeptieren und ausführen. Und möglicherweise wird dadurch der Teufelskreis früherer Lösungsversuche durchbrochen, die das Problem aufrechterhalten haben.

2.4 Zwangsgedanken und Zwangshandlungen

Fallbeispiel 1: Die fixe Idee, sich in die Hosen zu machen

Sehr oft entwickeln sich phobische Reaktionen, die dem oben beschriebenen Angstsyndrom vergleichbar sind, aus einer fixen Idee. Wenn die Dynamik einer Zwangsvorstellung nicht im Kern erstickt wird, erreichen wir nur oberflächliche Veränderungen und stellen fest, dass die Störung nach kurzer Zeit erneut auftaucht. Der Therapeut muss unbedingt unterscheiden können, ob phobische Reaktionen durch Angst ausgelöst werden oder von Zwangsgedanken ausgehen. Die Behandlung der Störungen ist zwar in einigen Aspekten ähnlich, im Hinblick auf andere Aspekte aber vollkommen anders (Nardone 1997).

An dem folgenden Fallbeispiel lässt sich gut zeigen, wie eine fixe Idee zu einer phobischen Reaktion führen kann.

Ein eleganter und gebildeter Mann mittleren Alters nahm einen langen Weg auf sich, um zur Therapie zu kommen. In einer ziemlich vergeistigten Sprache und sehr wortreich beschrieb er ein groteskes Problem und seine tragischen Auswirkungen.

Besagter Mann spielte in der Kunstszene eine wichtige Rolle, was häufig von ihm den Auftritt in der Öffentlichkeit verlangte. Früher einmal hatte er unter Kolitis gelitten. In dieser Zeit entwickelte sich in ihm die Angst, während einer Veranstaltung die Kontrolle über seinen Darm zu verlieren. Dies war zwar noch nie geschehen, aber die Angst vor einem solchen Missgeschick bewog ihn dazu, ein paar Schutzmaßnahmen zu treffen.

Er konsultierte mehrere Gastroenterologen, die ihm versicherten, dass er, abgesehen von einer leichten Lebensmittelunverträglichkeit, keinerlei Grund zur Beunruhigung habe. Doch wie das bei Menschen mit Zwangsgedanken immer so ist, gab sich auch dieser Herr mit solchen Beruhigungen nicht zufrieden und suchte weiter nach anderen möglichen Diagnosen. Im Laufe seiner ergebnislosen Suche entwickelte er Angstsymptome und eine geradezu phobische Wachsamkeit.

Die Lebenssituation dieses bekannten Mannes hatte sich in den letzten Jahren dermaßen zugespitzt, dass er sich fast schon in eine Art schützende Isolation zurückgezogen hatte und jeden Auftritt in der Öffentlichkeit vermied, wo sein Problem sich hätte manifestieren können. Dies verlieh ihm angeblich ein Gefühl von Sicherheit. Die fixe Idee des Patienten hatte jedoch ein solches Ausmaß angenommen, dass er jedes Mal, wenn er in die Öffentlichkeit ging, darauf achtete, dass er für den Notfall immer eine Toilette in der Nähe hatte. Er kannte die Lage sämtlicher Toiletten in seinem unmittelbaren Lebensumfeld. Darüber hinaus hatte er seine Ernährung auf die paar Lebensmittel eingeschränkt, von denen er genau wusste, dass er sie problemlos verdauen konnte.

In seiner Verzweiflung hatte er es mit einer massiven medikamentösen Behandlung versucht, die zwar seine Angst leicht verringerte, aber die Grundstörung nicht beseitigen konnte. Er hatte auch etliche Psychotherapeuten aufgesucht und erfolglose Therapien wieder abgebrochen.

In unserer ersten Sitzung erzählte der Mann, dass ein guter Freund, der meine Arbeitsweise kenne, ihm zwar empfohlen habe, es einmal bei mir zu probieren, er dieser Art von Therapie aber ziemlich skeptisch gegenüberstehe. Wie ich es in solchen Fällen immer tue, akzeptierte ich den Widerstand des Patienten und verschrieb ihm genau diese zweifelnde Einstellung als das Element, das in dieser Behandlung hilfreich sein würde. Darauf folgten ein paar einleitende therapeutische Manöver.

Ab der zweiten Sitzung war die Therapie darauf gerichtet, die zwei elementaren »Lösungsversuche« des Patienten aufzubrechen, mit denen er sich sein Problem bewahrte: den zwanghaften Versuch, das Symptom dadurch kontrollieren zu wollen, dass er sich fortwährend auf seinen Darm konzentrierte; und die Umgehung aller Situationen, in denen er sich unsicher fühlte, u. a. auch das Meiden vieler Nahrungsmittel und von Orten, an denen es keine Toiletten gab. Die therapeutische Grundtechnik bestand darin, die »Vorstellung des schlimmsten Szenarios« zu evozieren, wie sie auch bei anderen Störungen, z. B. bei Panikattacken, Depressionen und Leistungsblockaden, ganz ähnlich angewendet wird. Diese Technik führte schließlich zu einer Reihe erfolgreicher Manöver und war folgendermaßen eingeleitet worden.

»Ich nehme an, Sie haben zu Hause einen Wecker, und zwar solch einen, der diesen fürchterlichen Klingelton hat. Sie stellen jeden

Tag zu einer bestimmten Uhrzeit, die wir noch festlegen müssen, den Wecker so, dass er nach einer halben Stunde klingelt. Während dieser halben Stunde schließen Sie sich in einem Zimmer Ihres Hauses ein, setzen sich in einen Sessel und strengen sich an, sich möglichst mies zu fühlen. Sie konzentrieren sich dabei auf Ihre schlimmsten Fantasien, was Ihr Problem angeht. Sie rufen die schrecklichsten Ängste in sich hervor, bis Sie ganz bewusst eine Panikattacke erleben. In diesem Zustand verharren Sie die ganze halbe Stunde lang. Sobald der Wecker klingelt, stellen Sie ihn ab und beenden die Übung. Sie schütteln die Gedanken und Gefühle ab, die in Ihnen entstanden sind, waschen sich das Gesicht und nehmen wieder Ihre normalen Alltagsaktivitäten auf.«

Der Patient befolgte diese Verschreibung. In der nächsten Sitzung schilderte er, dass seine Reaktion ihn völlig überrascht habe. Doch so wie er reagieren die meisten Patienten, denen wir diese Aufgabe verschreiben. Es sei ihm, so der Patient, weder gelungen, das Gefühl von Unzufriedenheit oder Unbehagen in sich hervorzurufen, noch habe er eine Angstkrise erlebt. Er habe versucht, sich die allerschlimmsten Dinge vorzustellen, aber stattdessen nur angenehme Fantasien gehabt und sich nach jeder Übung sehr entspannt gefühlt. Zweimal sei er über der Übung sogar eingeschlafen.

Ich erklärte ihm, dass genau das der gewünschte Effekt sei und er nach dieser Erfahrung nun damit beginnen könne, diese Technik, die auf der Logik des Paradoxons beruhe, eigenständig anzuwenden und so lange zu üben, bis er gelernt habe, seine Angst zu überwinden, indem er sie zur Verzweiflung bringe.

Dann verschrieb ich ihm die nächste Aufgabe: »Ab sofort bis zur nächsten Sitzung besteht Ihre Aufgabe nicht mehr darin, sich eine halbe Stunde lang für die Übung zurückzuziehen. Sie machen die Übung fünfmal täglich jeweils fünf Minuten lang und unabhängig davon, wo und bei wem Sie gerade sind, und zwar zu folgenden Zeiten: um 9:00, 12:00, 15:00, 18:00 und 21:00 Uhr. Sie halten mithilfe Ihrer Armbanduhr die Zeiten ein und strengen sich an, fünf Minuten lang, wo immer Sie gerade sind, Ihre Störung hervorzurufen. Denken Sie daran, dass Sie sich nicht absondern dürfen. Sie müssen die Aufgabe im Rahmen Ihrer normalen Aktivitäten erfüllen, mit denen Sie zu den genannten Zeiten gerade beschäftigt sind.«

Mit einem ängstlichen Ausdruck auf dem Gesicht fragte der Mann: »Heißt das, dass Sie mich dazu bringen wollen, mir in der Öffentlichkeit in die Hosen zu machen?« Ich antwortete lächelnd: »Das kann passieren, aber Sie haben selbst den Beweis erbracht, dass die Störung nicht auftritt, wenn Sie sie bewusst hervorrufen. Also führen Sie die verschriebene Aufgabe durch. Wir haben in der ersten Sitzung vereinbart, dass Sie alles tun würden, was ich von Ihnen verlange.«

Als der Patient zur nächsten Sitzung zu mir kam, hatte er zum ersten Mal ein Lächeln auf dem Gesicht. Er habe sich in der vergangenen Woche viel besser gefühlt. Während der fünf Minuten dauernden paradoxen Übungen sei es ihm nicht schlecht ergangen. Da er außerdem bemerkt habe, dass sich durch die Übungen seine Angst verringere, nehme er beim Ausgehen nicht mehr seine bisherige Route, auf der er immer die ihm Sicherheit gebenden Toiletten in der Nähe gehabt habe.

Von dem Punkt an konzentrierte sich die Therapie darauf, dass der Patient sich häufiger »Risiken« aussetzte und mehr Vertrauen in die Technik gewann, seine Angst dadurch zu beseitigen, dass er sie bewusst evozierte. Er wandte schließlich seine Technik in Situationen an, in denen er Angst hatte, dass seine Störung auftauchen könnte.

Er berichtete, dass er in Situationen, die er seit langem vermeide, weil er geglaubt habe, sie unmöglich durchstehen zu können, manchmal Angst bekommen oder gedacht habe, dass sein Darm ihm etwas signalisieren wolle. In solchen Situationen habe es aber gereicht, wenn er die Angst bewusst gesteigert habe, um sowohl die Angst als auch die somatischen Manifestationen zum Verschwinden zu bringen.

Innerhalb von zehn Sitzungen gewann der Patient seine Autonomie zurück und konnte alle Arten öffentlicher Auftritte bewältigen, ohne die entsetzliche Angst vor der Inkontinenz zu verspüren. Außerdem traute er sich, Dinge zu essen, die er früher für unverdaulich gehalten hatte. Dabei stellte er fest, dass er inzwischen sogar fette und schwere Nahrungsmittel vertragen und verdauen konnte, die er, so hatte er geglaubt, nie mehr würde essen können.

Fallbeispiel 2: Alles keimfrei machen, um eine Ansteckung zu vermeiden

Ein junger Bankangestellter wurde wegen einer schweren Form von Zwangsstörung von seinem Hausarzt zu mir überwiesen. Der Patient berichtete, dass alle Aspekte seines Lebens von der schrecklichen Angst überschattet seien, sich mit Aids zu infizieren, was er angesichts seiner Lebensführung aber eigentlich für ziemlich unwahrscheinlich halte. Dennoch zwinge seine Angst ihn dazu, alles zu meiden und zu vermeiden, was für ihn zu einer Infektionsquelle werden könnte.

Leider war der Umfang der Dinge, die es zu umgehen galt, mit der Zeit so stark angewachsen, dass der Patient z. B. weiße Handschuhe trug, um den direkten Kontakt zu vermeiden, wenn er jemandem die Hand gab, oder um die Computertastatur nicht ungeschützt anfassen zu müssen, die von Kolleginnen und Kollegen ebenfalls benutzt wurde.

Bei sich zu Hause desinfizierte der junge Mann alles. Sogar seine Freundin musste aseptisch sein. Wenn sie ihn besuchte, musste sie sich mit desinfizierenden Mitteln waschen. Er selbst wusch sich die Hände und sonstige exponierte Körperteile mit Seife und rieb sie anschließend mit Alkohol oder anderen desinfizierenden Mitteln ein.

Strukturell gesehen, wird diese Art von Störung durch den elementaren Lösungsversuch aufrechterhalten, eine angstauslösende fixe Idee dadurch kontrollieren zu wollen, dass schützende und entgiftende Rituale vollzogen werden: von Giften befreiende Waschungen, ständiges gedankliches Aufsagen bestimmter Formeln, zwanghafte ungewöhnliche Verhaltensweisen und so weiter.

Die folgende Verschreibung wurde als spezifische Technik entwickelt, mit deren Hilfe ein solcher pathogener Teufelskreis durchbrochen werden soll (Nardone 1997). Diese Aufgabe wurde dem jungen Bankangestellten in der dritten Sitzung verschrieben, nachdem wir mit mehreren therapeutischen Manövern versucht hatten, ihn so weit zu bringen, dass er sein Handeln direkt beeinflussen könnte. »Ab sofort bis zur nächsten Sitzung müssen Sie jedes Mal, wenn Sie ein reinigendes Ritual vollziehen, dieses genau fünfmal vollziehen, nicht mehr und nicht weniger. Sie müssen nicht unbedingt ein Ritual durchführen, aber wenn sie es doch durchführen, dann müssen Sie es gleich fünfmal durchführen – kein einziges Mal mehr und kein einziges Mal weniger. Wenn Sie sich also die Hände waschen, müssen Sie sich die Hände gleich fünfmal waschen – kein einziges Mal mehr und kein einziges Mal weniger. Sie können sich dafür entscheiden, sich die Hände nicht zu waschen, aber wenn Sie sich dafür entscheiden, sich die Hände zu waschen, müssen Sie das gleich fünfmal tun. Wenn Sie etwas oder jemanden desinfizieren, müssen Sie diese Aktion fünfmal durchführen – kein einziges Mal mehr und kein einziges Mal weniger. Sie können beschließen, diese Aktion sein zu lassen, aber wenn Sie sich für die Aktion entscheiden, müssen Sie sie fünfmal durchführen – kein einziges Mal mehr und kein einziges Mal weniger.«

Der Patient schaute mich konsterniert an: »Das ist ja Folter! Aber wenn es denn wirklich nötig ist, dann mache ich es halt.« Ich antwortete: »Entschuldigung, aber gibt es denn jemanden, der noch mehr daran gewöhnt ist, seltsame Dinge zu tun, als Sie es sind? Sie können es auch ...«

In der folgenden Sitzung berichtete der junge Mann (wie dies Patienten mit einer solchen Störung meistens tun), dass er sich in den ersten Tagen peinlich genau an die Verschreibung gehalten habe, aber schließlich sei ihm das Ganze so ärgerlich und dumm vorgekommen, dass er alle verschriebenen Rituale eingestellt habe – und sogar diejenigen Rituale, derentwegen er zu mir gekommen sei.

In solchen Fällen gebe ich mich immer überrascht – und so bat ich den Patienten, alles zu schildern, was bis dahin geschehen war.

Er bestätigte, dass er nach ein paar Tagen nicht mehr das Bedürfnis gehabt habe, alles zu desinfizieren; eigentlich sei ihm das Ganze doch entschieden zu lästig vorgekommen. Seine Angst vor einer Ansteckung, so erzählte er weiter, habe so stark nachgelassen, dass er Aktivitäten nachgegangen sei, die er vor ein paar Tagen noch für undenkbar gehalten hätte: Er sei mit einigen Kollegen im Restaurant essen gewesen und mit seiner Freundin im Schwimmbad. Dann berichtete er noch, dass in den Umkleidekabinen jemand Nasenbluten gehabt habe und dass dieser Vorfall seltsamerweise keine Angst vor Ansteckung in ihm erzeugt, sondern ihn gleichgültig gelassen habe.

Dann fragte ich ihn: »Wie erklären Sie sich diese Verwandlung? Wie erklären Sie sich, dass Sie den Dingen, vor denen Sie früher große Angst hatten, nun gleichgültig gegenüberstehen?«

Ohne zu wissen, dass an ihm exemplarisch gezeigt werden konnte, wie sich eine radikale Veränderung in den Wahrnehmungen und Reaktionen eines Menschen vollziehen kann, erwiderte er: »So wie ich die Dinge früher gesehen habe, schien es nur logisch zu sein, dass ich Angst hatte und mich durch Waschen und all meine anderen Aktivitäten schützen musste. So wie ich die Dinge heute sehe, scheint es nur logisch zu sein, dass ich keine Angst habe und dass es dumm ist, diese Aktivitäten zu veranstalten. Ich weiß nicht, was geschehen ist, aber die Dinge laufen nun gut. Vielleicht können Sie mir erklären, wie es dazu gekommen ist?«

Auf der Ebene der Strukturlogik befähigt meine simpel anmutende Verschreibung (und auch andere therapeutische Manöver, wie ich sie bereits geschildert habe) den Patienten dazu, »den Feind auf das Dach zu locken und dann die Leiter wegzuziehen«. Wir ermächtigen uns des Symptoms der Zwanghaftigkeit und kehren es in etwas Freiwilliges, das von daher auch abgelehnt werden kann.

Mit anderen Worten: »Wenn man etwas aus freien Stücken tut, bleibt es einem selbst überlassen, ob man es tut; wenn man etwas nicht aus freien Stücken tut, bleibt es einem nicht überlassen, ob man es tut.«

Diese Verschreibung ist ein wesentlicher Teil des therapeutischen Protokolls, das bei Zwangsstörungen hilfreich ist und in Hunderten von Fällen schon erfolgreich angewendet worden ist. Die Leser und Leserinnen haben vielleicht schon bemerkt, dass diese Aufgabe in Form einer Suggestion artikuliert und kommuniziert wird und Ähnlichkeit mit dem posthypnotischen Befehl hat, bei dem zuerst etwas Quälendes verschrieben und dann die Erlaubnis gegeben wird, die quälende Aufgabe nicht ausführen zu müssen.

Dadurch, dass der Patient seine »Strafaufgabe« nicht ausführt, vollzieht er auch nicht die zwanghaften Rituale; denn die Verschreibung ist nichts anderes als eine paradoxe ritualisierte Übertreibung der präsentierten Symptome.

Fallbeispiel 3: Ständiges gedankliches Aufsagen bestimmter Formeln

Ein weiteres ausgezeichnetes Beispiel dafür, wie man bei einer Zwangsstörung schnell und erfolgreich therapeutisch intervenieren kann, ist der Fall einer jungen Frau, die das Opfer ihrer vielen ritualisierten Zwangsgedanken war.

Mehrmals am Tage – vor und bei bestimmten Aktivitäten, die zum Teil ganz einfache Tätigkeiten waren –, hatte die Patientin den inneren Zwang, gedanklich immer wieder bestimmte Formeln aufzusagen, die sich aus Wörtern oder Zahlen zusammensetzten. Dies verlangsamte alle ihre Aktivitäten und quälte die junge Frau seelisch und geistig; denn sie hielt sich für eine sehr rationale Person und konnte die Vorstellung nicht akzeptieren, dass sie zu irrationalen Handlungen gezwungen sein sollte.

In solchen Fällen arbeiten wir mit einer paradoxen Verschreibung, die – wie oben geschildert – das quälende Ritual noch weiter ritualisiert, von einem formalen und logischen Standpunkt aus aber weniger komplex ist. Wir bemächtigen uns des Zwangssymptoms, indem wir es transformieren. Dies führt meistens dazu, dass es sich selbst zerstört.

Ich verschrieb der Patientin die folgende Aufgabe: »Ab sofort bis zur nächsten Sitzung müssen Sie jedes Mal, wenn Sie den Zwang verspüren, eine Ihrer Formeln in Gedanken zu wiederholen, diese Formel rückwärts aufsagen. Sie wiederholen alle Formeln, die Sie für gewöhnlich in Gedanken immer aufsagen müssen, allerdings in umgekehrter Reihenfolge. Wenn Sie z. B. das Gefühl haben, ständig das Wort ›Name‹ aufsagen zu müssen, machen Sie daraus ›Enam‹. Also wiederholen Sie in Gedanken ständig das Wort ›Enam, Enam, Enam …‹ so oft, wie dies notwendig ist. Wenn Ihre Formel aus mehreren Wörtern oder aus Zahlen besteht, wird die Übung schwieriger. Wie dem auch sei, Sie haben ja einen gut trainierten Geist, oder?«

In der nächsten Sitzung berichtete die Patientin, dass das ganze Unternehmen ziemlich anstrengend, aber sehr wirksam gewesen sei, weil sich die Rituale nach ein paar Tagen nicht mehr so häufig wiederholt hätten. Am Tag vor unserer Sitzung habe es nur zwei Episoden gegeben, die sofort hätten gestoppt werden können, weil sie die verschriebene Aufgabe durchgeführt habe.

Ich ermunterte die junge Frau dazu, das bis dahin Gelernte, d. h. »den Feind mit seinen eigenen Waffen schlagen«, wie einen Schatz zu behandeln.

2.5 Manie und Paranoia

Fallbeispiel 1: Der unter dem mütterlichen Diktat stehende Psychiater

Ein Psychiater hatte sich für unser Ausbildungsprogramm in kurzer strategischer Therapie beworben. Im Bewerbungsgespräch wurde deutlich, dass er ein paar schwerwiegende persönliche Probleme hatte. Aus diesem Grund waren wir gegen seine Teilnahme an dieser Ausbildung. Später kam er dann zu mir und bat um Hilfe dabei, sich mit seinen Schwierigkeiten auseinanderzusetzen und sie zu beheben.

In der Therapie konnte der Patient sein eigentliches Problem und den Grund für seine psychische Labilität klar benennen. Er fühle sich als Opfer einer pathologischen Beziehung zu seiner Mutter, die ihn emotional erpresse, um über ihn verfügen zu können. Sobald sie einmal ein paar Stunden lang nichts von ihm höre, betrinke sie sich total. Die Mutter sage, dass sie dadurch ihre Angst dämpfen könne. Sie sei in ihrem Verhalten ausgewogen, solange sie ihn sehe oder von ihm höre. Sie reagiere hingegen jedes Mal pathogen, wenn er ihr erzähle, dass er eine Freundin habe. Wenn er bei der Freundin sei, rufe sie ihn an, weine und verfalle in einen depressiven Zustand, der immer mit dem heftigen Konsum hochprozentiger Alkoholika ende. Er könne nicht einmal sein Mobiltelefon abschalten, weil er dann mit noch extremeren Reaktionen rechnen müsse, und in der Konsequenz sei er für die Mutter tagsüber jederzeit und an jedem Ort erreichbar.

In Anbetracht des Alters und des Berufs des Patienten war seine Situation kaum zu begreifen. Er berichtete, dass er noch bei der Mutter und dem Vater lebe, der ebenfalls ein Opfer des mütterlichen Verhaltens sei. Außerdem habe er noch nie eine Nacht außer Haus verbracht, sei noch nie in Urlaub gefahren und habe noch nie eine Frau zu sich nach Hause eingeladen. Zwar habe er eine Beziehung zu einer Frau, tue aber alles nur Erdenkliche, um das Verhältnis geheim zu halten.

In diesem Fall handelte es sich um eine klassische »Opfer-Täter-Beziehung«, die mit dysfunktionalen Versuchen, die Situation nicht zu verschlechtern, aufrechterhalten wurde. Dadurch, dass der Patient nach genau dieser Handlungsweise vorging, bestätigte er die Auffassung seiner Mutter, dass ihre Bemühungen, ihn durch emotionale Erpressung, Depressionen und Alkoholismus zu kontrollieren, erfolgreich waren.

Wir einigten uns über die Regeln der Therapie, die dem Psychiater bekannt waren; denn er wollte ja lernen, wie man unser therapeutisches Modell in die Praxis umsetzt. Ich verschrieb ihm eine Aufgabe mit dem Ziel, den pathogenen Mechanismus in der Kommunikation zwischen Mutter und Sohn ins Gegenteil zu verkehren.

»Ab sofort bis zur nächsten Woche bringen Sie Ihre Mutter an den Rand der Verzweiflung. Sie rufen sie an. Genauer gesagt: Sie rufen sie zehnmal am Tag an – mehr oder weniger jede Stunde, und Sie fragen: ›Mutter, ist alles in Ordnung? Ich mache mir Sorgen um dich, weißt du.‹ Sobald Ihre Mutter geantwortet hat, verabschieden Sie sich und wiederholen die gleiche Prozedur eine Stunde später.«

Überrascht und von der Idee entzückt, akzeptierte der Psychiater meinen Vorschlag. In der nächsten Sitzung berichtete er, dass seine Mutter ihm anfangs versichert habe, dass es ihr gutgehe; dann habe sie ihm allmählich zu verstehen gegeben, dass er mit den Telefonaten aufhören solle, und schließlich sei sie über seine allzu häufigen Telefonanrufe sehr verärgert gewesen. Sie habe dabei aber keinerlei Krise erlebt. Im Gegenteil: Sie habe ihrem Sohn mehrfach gesagt, er solle sich keine Sorgen um sie machen und mehr an sich selbst und seinen Beruf denken, weil er etwas müde wirke.

Wir erhöhten die Anzahl der Anrufe von zehn auf 15 täglich und gingen nach dem gleichen Muster vor. Die Mutter bestand am Schluss darauf, dass der Sohn sich mehr um sich selbst kümmern solle und sich keine Sorgen um sie machen müsse; vielleicht solle er mal Urlaub machen und sich in Ruhe entspannen. Ich wies den Patienten jedoch an, die Telefonanrufe von früh morgens bis in den späten Abend hinein fortzusetzen. So ging es einen Monat lang weiter, und wir stellten fest, dass die Mutter nicht mit Depressionen reagierte, sich nicht dem Alkohol hingab und ihren Sohn in der ganzen Zeit auch nicht emotional erpresste. Stattdessen sei sie sehr nachdenklich und ihm gegenüber sehr freundlich geworden und sage immer wieder zu ihm, er solle sich doch lieber um sich selbst kümmern. Sie habe sogar erwähnt, dass vielleicht eine leidenschaftliche Liebe ihm helfen könnte, sich wieder besser zu fühlen und sich weniger um sie zu sorgen.

Danach planten wir die erste Übernachtung des Patienten außer Haus, damit er zu einer Tagung gehen konnte. Die Mutter sei darüber nicht in eine Krise geraten, so der Patient später, sie sei sogar stolz darauf, dass ihr Sohn die erste nicht zu Hause verbrachte Nacht so gut überstanden habe.

Von diesem Zeitpunkt an steigerten wir kontinuierlich die Zeiten, die der Patient von zu Hause weg war (was oftmals auf den mütterlichen Vorschlag hin geschah), und verringerten sukzessive die Zahl seiner Anrufe. Der krönende Moment der Therapie war der, als der Sohn seiner Mutter erzählte, dass er eine Freundin habe – auch wenn er sie als seine jüngste Eroberung ausgab. Die Mutter habe sich höchst zufrieden gezeigt, so der Sohn, vor allem deshalb, weil sie glaube, die Drahtzieherin seines Erfolgs gewesen zu sein. Sie fand nie heraus, dass eigentlich sie das Subjekt einer indirekten Behandlung gewesen war.

An diesem Fallbeispiel lässt sich folgendes Strategem veranschaulichen: »Einen Backstein hinwerfen, um einen Jadestein zu erlangen.« Und dies ist allemal besser, als »den Jadestein hinzuwerfen, um von Backsteinen erschlagen zu werden« – wie der junge Psychiater dies viele Jahre lang getan hatte.

Fallbeispiel 2: »Niemand mag mich«

In diesem Fallbeispiel geht es um einen Mann, der von seiner Ehefrau zur Therapie in unser Zentrum gebracht wurde. Er teilte mit, dass er wirklich keine Therapie brauche, denn an allen seinen Problemen seien doch andere Menschen schuld. Dann zählte er eine ganze Reihe von Kränkungen auf, denen er ständig ausgesetzt sei: von den Unflätigkeiten, die er von anderen erfahre, bis zu ihren feindlichen Blicken und so weiter. In Wirklichkeit litt der Mann an einem Verfolgungskomplex. Er war nämlich davon überzeugt, dass alle Menschen ihn ablehnten und zurückwiesen.

Ich bat ihn, an ein paar Beispielen seine Ansicht zu verdeutlichen. Nachdem ich seinen Ausführungen zugehört hatte, verschrieb ich ihm die folgende Aufgabe: »Sie gehen ab sofort bis zur nächsten Sitzung folgendermaßen vor: Wenn Sie sich morgens fertigmachen, um zur Arbeit zu gehen, stellen Sie sich die Frage: ›Was würde ich heute anders machen als sonst, wenn ich der Auffassung wäre, ich würde gebraucht, gemocht und respektiert?‹ Aus allen Gedanken, die Ihnen bei dieser Frage in den Sinn kommen, wählen Sie den am einfachsten zu realisierenden aus und setzen ihn in die Praxis um. Jeden Tag setzen Sie einen kleinen, aber ganz konkreten Gedanken in die Tat um, und zwar so, *als ob* diese Aktion genau Ihrer Auffassung entspräche. Es ist einfach ein Experiment. Probieren Sie es aus.«

In der folgenden Sitzung berichtete der Patient, dass in der vergangenen Woche merkwürdige Dinge geschehen seien. Viele der Personen, von denen er sich sonst immer zurückgewiesen und verspottet gefühlt habe, hätten urplötzlich ihre Einstellung zu ihm geändert. Für diesen Wandel habe er keine vernünftige Erklärung.

Das Ziel einer paradoxen Intervention vor Augen, gab ich zu bedenken, dass er sich keine Illusionen machen solle, denn Menschen änderten ihre Einstellungen und Überzeugungen selten so plötzlich. Ich schlug ihm dennoch vor, die Übung so fortzusetzen, wie ich sie ihm verschrieben hatte. Dieses Mal bekam er die Aufgabe, zwei Dinge pro Tag zu tun und dabei so vorzugehen, *als ob* die anderen Menschen ihn für eine freundliche, angenehme und attraktive Person hielten.

In der nächsten Sitzung berichtete der Patient, dass er ganz irritiert sei, weil es inzwischen tatsächlich so aussehe, als ob alle sich anders verhalten würden und ihn wirklich respektierten und gut leiden könnten. Dafür könne er keine vernünftige Erklärung finden.

Doch es gibt eine vernünftige Erklärung dafür. Wie die Leser und Leserinnen sich leicht vorstellen können, verkehren kleine, aber ganz konkrete Handlungen, die so ausgeführt werden, *als ob* die Situation sich verändert hätte, die übliche Interaktion zwischen dem Subjekt und der Realität ins genaue Gegenteil. Wenn die betreffende Person ihre Einstellung zu den anderen ändert, modifizieren auch die anderen ihre Einstellung zu dieser Person. Dadurch erlebt die Person auf authentische Weise, dass sie gemocht und gebraucht wird. Wie Logiker und Sozialwissenschaftler wissen, erfüllen geglaubte Prophezeiungen sich selbst.

Man stelle sich einmal vor, wie eine Person in der Überzeugung, von allen abgelehnt und nicht gebraucht zu werden, auf andere Menschen z. B. am Arbeitsplatz zugeht. Die Folge ist, dass eine solche Person in ihrer Geisteshaltung erstarrt und Misstrauen ausstrahlt. Nun stelle man sich diese Situation aus der Sicht der anderen Menschen in besagtem Umfeld vor. Diese nehmen eine Person wahr, die mit einer defensiven Einstellung und misstrauischem Ausdruck auf sie zugeht. Wie reagieren diese anderen? Ihre Haltung verkrampft sich, und auch sie werden misstrauisch. Dies führt dazu, dass die betreffende Person in ihrer Annahme bestärkt wird, nicht gemocht und nicht gebraucht zu werden, ohne dabei zu realisieren, dass dies das Ergebnis ihrer eigenen Konstruktion von Realität ist.

Wenn wir einen Patienten, der solcherlei Probleme hat, behandeln, fokussiert die Intervention darauf, dass wir ihn zu einer kleinen Veränderung anstoßen, die eine Kettenreaktion auslöst, bis die Situation sich am Ende völlig gewandelt hat. Wenn es uns gelingt, den Patienten einmal täglich in einer scheinbar unwichtigen Situation zu einer Veränderung zu bewegen, verändert sich seine Einstellung, die zu seiner dysfunktionalen Konstruktion von Wirklichkeit geführt hat. Wir rufen in ihm eine »korrigierende emotionale Erfahrung« hervor, die sich leicht dadurch steigern lässt, dass man sein Tun und Denken des *Als-ob* so lange intensiviert, bis er eine neue, funktionale Realität konstruiert und die alte Realität dadurch ersetzt.

Die moderne parakonsistente Logik hat exakt belegt, dass dieser Prozess auf einer induzierten Selbsttäuschung beruht, mit der die Richtung der Prophezeiung (»Alle hassen mich«) umgekehrt wird. Durch die daraus resultierende Umkehrung im Erleben der betreffenden Person wird ein allmählicher Wandel in ihren Überzeugungen und Wahrnehmungen der Realität herbeigeführt.

Blaise Pascal gehört mit Sicherheit zu den effizientesten Überzeugungskünstlern in der Geschichte (wenn auch im Namen Gottes). Er verordnete den Christen, die sich in einer Glaubenskrise befanden, die folgende Aufgabe: »Geht in die Kirche. Es ist unwichtig, ob ihr im Moment glaubt. Verhaltet euch so, *als ob* ihr glaubtet: Fallt auf die Knie, betet und so weiter. Dann wird der Glaube nicht lange auf sich warten lassen.«

Fallbeispiel 3: Antworten vermeiden, um Fragen zu vermeiden

In diesem Fall geht es um einen Mann, der recht verzweifelt wirkte und deshalb therapeutische Unterstützung brauchte. Er berichtete, dass sein Geist von unablässigen, nicht zu unterdrückenden banalen Fragen gequält werde, z. B.: »War meine Überlegung korrekt? Habe ich mich richtig ausgedrückt? War das wirklich gut so, wie ich das gemacht habe? Hätte es eine bessere Möglichkeit gegeben, das wieder in Ordnung zu bringen?«

Die Liste solcher Zweifel und Fragen ist meistens endlos. Sie bringen die betreffende Person in eine sehr schwierige Lage; denn selbst die einfachsten Aufgaben treten eine Lawine von Zweifeln los. Der besagte Patient erzählte, dass er sich von diesen manischen Anzweifelungen völlig blockiert fühle und nahezu unfähig sei, beruflich und privat überhaupt noch etwas zustande zu bringen.

In diesem Fall von psychischer Pathologie zeigte sich der elementare dysfunktionale »Lösungsversuch« des Patienten darin, dass er sich auf unvernünftige, zweiflerische Fragen vernünftige und beruhigende Antworten zu geben versuchte. Je irrationaler eine zweiflerische Frage ist, desto mehr sucht die betreffende Person eine rationale Antwort darauf zu finden, und mithin verstrickt sie sich in zunehmend komplizierten und schmerzlichen Anstrengungen, sinnvolle Antworten auf unsinnige Fragen zu geben.

Wie ich es in Fällen dieser Art meistens tue, schlug ich dem Patienten die folgende Technik vor, mit deren Hilfe er seine Wahrnehmungen neu deuten konnte: »Wissen Sie, es gibt keine intelligenten Antworten auf törichte Fragen. Aber solche Fragen drängen sich Ihnen einfach auf, und Sie können nichts dagegen machen. Im Gegenteil: Wenn Sie die Fragen abzuwürgen versuchen, treten sie umso heftiger auf. Wenn Sie versuchen, nicht daran zu denken, denken Sie umso intensiver daran; denn wenn man daran denkt, dass man nicht daran denken will, hat man schon daran gedacht. Es wäre besser, wenn man nicht daran denken müsste, daran zu denken, dass man an etwas nicht denken sollte! Wie dem auch sei, Sie können Ihre Fragen und Zweifel nicht zurückdrängen; sie tauchen unweigerlich auf. Aber Sie können aufhören, auf die Fragen zu antworten. Wenn Sie die Antwort vermeiden, bremsen Sie allmählich auch die Frage aus. Damit Sie aber die Frage ausbremsen können, müssen Sie sich Folgendes klarmachen: Jedes Mal, wenn Sie auf eine törichte Frage eine vernünftige Antwort suchen, machen Sie diese Frage zu einer vernünftigen Frage und bekräftigen diese dadurch noch. Durch Ihre Antworten heizen Sie den Kreislauf der endlosen Zweifel noch an. Also jedes Mal, wenn Sie auf eine zweiflerische Frage antworten, ebnen Sie neuen Zweifeln den Weg, und dann stellt sich das gleiche endlose Spiel ein, mit dem Sie nun schon vertraut sind. Alles wird nur noch schlimmer. Die Situation bleibt nämlich nicht die gleiche. Also jedes Mal, wenn Sie auf einen törichten Zweifel mit einer vernünftigen Antwort reagieren, schließen Sie den Kreislauf wieder. Lassen Sie sich dies einmal durch den Kopf gehen. Wenn Sie sich das einmal vor Augen geführt haben, werden Sie die Antworten vermeiden können.«

Dabei ist es wieder einmal wichtig, dass man als Therapeut auf die Struktur der Sprache und der Kommunikation achtet. In diesem therapeutischen Manöver wird mithilfe einer redundanten Sprache eine hyperrationale, doch auf hypnotischer Ebene verwirrende Dynamik erzeugt. Dadurch wird eine »Realität« konstruiert, in der die Kraft des Zwangssymptoms gegen ebendiese Realität gerichtet ist, so dass eine Art Gegenkreislauf im dynamischen Fortbestehen des Problems hergestellt wird. Mit anderen Worten: Wir wenden das klassische chinesische Strategem an: »Das Wasser trüben, um die ihrer klaren Sicht beraubten Fische zu fangen.«

2.6 Anorexie, Bulimie und Erbrechen

Fallbeispiel 1: Lust zum Essen durch Essensentzug

Die Eltern eines jungen Mädchens baten in unserem Zentrum um Hilfe. Sie berichteten, dass ihre Tochter anorektisch sei – und folglich zu den Mädchen gehörte, die urplötzlich so gut wie nichts mehr essen, abnehmen und immer dünner werden, manchmal so dünn, dass sie in Lebensgefahr schweben. Die Eltern gaben an, deshalb zu mir gekommen zu sein, weil ihre Tochter keine Therapie machen wolle. Jedes Mal, wenn sie, die Eltern, für sie, die Tochter, eine Therapie initiieren wollten, rebelliere sie derart massiv dagegen, dass es in der Familie sogar schon zu Tätlichkeiten gekommen sei. Doch sie hätten gehört, so berichteten die Eltern weiter, dass es an unserem Zentrum die Möglichkeit einer indirekten Therapie gebe, bei der sie gewissermaßen dazu angeleitet würden, bei ihrer Tochter eine Veränderung zu bewirken.

Statt nun die Krankengeschichte der Patientin zu explorieren, erkundigte ich mich – wie ich das meistens tue – bei den Anwesenden, was sie schon unternommen hätten, um das Problem ihrer Tochter zu lösen. Sie erzählten mir – wie dies Patienten oder Angehörige in solchen Fällen meistens tun – unzählige Geschichten von versuchten Therapien und von Kontakten zu verschiedenen Psychiatern und Psychologen, von denen einige sogar zu der Familie nach Hause gekommen seien, um das Mädchen zu behandeln, das sich aber bisher nie habe helfen lassen wollen.

Da ich die gesamte Familie im Blick hatte, fragte ich die Eltern, was genau sie unternommen hätten, um die Situation ihrer Tochter zu ändern. Sie bestünden darauf, so gaben sie zur Antwort, dass die Tochter etwas esse, und versuchten immer wieder, sie dazu zu bewegen, sich gemeinsam mit ihnen an den Tisch zu setzen und mitzuessen. Wenn sie dann tatsächlich mal am Tisch sitze, esse sie sehr wenig, oder sie versuche, zu spät zum Essen zu kommen; doch meistens versuche sie, das gemeinsame Essen überhaupt zu umgehen.

Die Mutter erzählte, dass sie der Tochter heimlich Zucker in den Tee getan habe; derlei Versuche unternehmen Eltern anorektischer Kinder häufig. Tee sei nämlich das einzige Getränk, das die Tochter in großen Mengen zu sich nehme. Doch diese habe den Zucker bemerkt und sei darüber sehr wütend geworden. Jetzt traue sie der Mutter nicht mehr und lasse es auch nicht mehr zu, dass sie ihr etwas zu essen oder zu trinken richte. Die Tochter mache sich inzwischen ihr Essen selbst. Sie nehme nur Obst und Gemüse zu sich und habe seit neuestem auch deren Menge stark reduziert. Das Ergebnis sei, dass sie in einem halben Jahr über 15 Kilo abgenommen habe. Sie wiege jetzt gerade noch knapp 40 Kilo, berichteten die Eltern aufrichtig besorgt.

Sie hätten versucht, so erzählten die Eltern weiter, ihre Tochter in einer Spezialklinik beobachten zu lassen; doch das Mädchen habe alles getan, was Mädchen eben tun, wenn sie zum Essen gezwungen werden. Den Aufenthalt im Krankenhaus habe die Tochter schweigend und voller Bitterkeit akzeptiert. Und sobald sie wieder zu Hause gewesen sei, habe sie ihre Ernährung noch drastischer reduziert und mehr an Gewicht verloren, als sie in der Klinik zugenommen hatte.

Die Eltern waren verzweifelt. Sie sagten, dass sie alles tun würden, um ihrer Tochter zu helfen. Ich machte sie darauf aufmerksam, dass ich meistens in solchen Fällen die Eltern um etwas bitte, das für sie sehr schwer durchzuführen sei. Sie aber wiederholten, dass sie alles tun würden, um ihrer Tochter zu helfen.

An diesem Punkt wechselte ich zu einer Kommunikationsform, die meistens angebracht ist, wenn man es mit Eltern zu tun hat, die der Opferlogik anhängen und zugleich jemanden beschützen wollen (was auf die meisten Eltern von jungen Mädchen zutrifft, die an Anorexie oder sonstigen schweren Essstörungen leiden). Ich sagte zu ihnen: »Also, ich nehme an, dass alle Ihre bisherigen Anstrengungen, Ihrer Tochter zu helfen, sie zum Essen zu bewegen und die Situation nicht zu verschlechtern, nicht so schwierig gewesen sind wie das, was ich jetzt von Ihnen verlange. Sie sollen jetzt sogar noch größere Opfer bringen. Das, was ich jetzt von Ihnen verlange, wird für Sie sehr schwer umzusetzen sein.«

Das Elternpaar schaute mich an und wartete gespannt, welche schmerzlichen Aufgaben ihm jetzt wohl verschrieben würden. Ich fuhr fort: »Ab sofort bis zur nächsten Sitzung in zwei Wochen vermeiden Sie es, über das Problem ihrer Tochter zu sprechen. Sie müssen im wahrsten Sinn des Wortes eine Verschwörung des Schweigens durchhalten. Sie sollten wirklich Angst davor haben, das Problem überhaupt zu erwähnen; denn je häufiger Sie darüber sprechen, desto mehr heizen Sie es an. Denken Sie daran: Es ist eine Verschwörung des Schweigens. Bis zu unserer nächsten Sitzung sollen Sie auch immer daran denken, dass Sie jedes Mal, wenn Sie Ihre Tochter zum Essen motivieren wollen, selbst wenn Sie einen Trick anwenden, so handeln, als ob Sie die Pflanze ihrer Krankheit gießen oder düngen würden. Also sollten Sie Angst davor haben, das Mädchen zum Essen zu bewegen. Mehr noch: Sie müssen sogar mit einer Art Boykott beginnen. Wir müssen Ihre Tochter in die Lage versetzen, dass sie wegen ihres Symptoms frustriert ist. Sie müssen aufhören, sie zum Essen einzuladen. Und nicht nur das: Sie müssen so tun, als ob Sie ihr Problem wertschätzten. Wie das geht? Sie decken einfach den Tisch nicht mehr für sie mit. Wenn sie wissen will, weshalb Sie für sie nicht mitgedeckt hätten, antworten Sie, dass sie ja sowieso nichts esse. Sie vermeiden unter allen Umständen, Ihre Tochter zu irgendetwas zu motivieren, was mit Essen zu tun hat. Wenn Sie zufällig bemerken, dass sie etwas isst, intervenieren Sie bitte sofort und erinnern sie daran, dass sie es bereuen wird, wenn sie etwas isst, weil sie dann nämlich in einen Zustand der Verzweiflung zurückfallen wird. Und Sie [zur Mutter gewandt] müssen Ihrer Tochter mehrmals am Tag sagen, dass Sie inzwischen verstanden und früher nicht realisiert hätten, wie wichtig es für sie sei, nichts zu essen, und dass Sie dies ab jetzt respektierten und sogar mit ihr kooperierten. Wenn Sie sehen, dass Ihre Tochter etwas isst, müssen Sie sie daran erinnern, dass sie das bedauern wird.«

Die Eltern wirkten entsetzt und sagten: »Aber müssen wir das wirklich tun? Was passiert, wenn sie dann noch weniger isst oder das Essen ganz einstellt?«

Darauf gab ich zur Antwort: »Wenn alles, was Sie bisher getan haben, funktioniert hätte, wären Sie nicht an diesem Punkt angelangt. Ich habe Sie vorhin darauf aufmerksam gemacht, dass ich von Ihnen etwas verlangen würde, was Sie sehr, sehr schwer ankommen werde, aber machen Sie dieses Experiment. Ich bitte Sie, sich zwei Wochen lang so zu verhalten, nur zwei Wochen lang, und in einer Woche rufen Sie mich auf jeden Fall an. Wir können die Strategie jederzeit modifizieren, wenn es nötig sein sollte.«

Die Eltern verabschiedeten sich – und wirkten ziemlich verblüfft. Nach einer Woche rief die Mutter an. Sie berichtete, dass etwas Merkwürdiges geschehen sei. Ihre Tochter setze sich nicht mit der Familie an den Tisch zum Essen. Sie habe die Anweisung, sich nicht zu den anderen an den Tisch zu setzen, ziemlich missmutig akzeptiert; aber sie, die Mutter, habe bemerkt, dass die Tochter jetzt nachts heimlich aufstehe, um etwas zu essen. »Gut«, sagte ich. »Machen Sie nach der Strategie, die wir miteinander vereinbart haben, einfach so weiter.«

In der darauffolgenden Woche kamen die Eltern wieder zur Sitzung und berichteten: »Wissen Sie, die Sache beginnt zu funktionieren. Am Tag nach unserem Anruf bei Ihnen kam unsere Tochter an den Tisch und fragte: ›Darf ich das probieren, was du gekocht hast, Ma?‹ Seither setzt sie sich zu uns an den Tisch. Na ja, sie isst nicht viel, aber sie hat doch tatsächlich etwas gegessen, was sie vorher noch nie gegessen hatte. Sie nahm sich ein paar Nudeln. Sie nahm sich etwas Reis. Sie bat mich, bitte nicht zu viel Soße darüberzutun, aber sie hat mit uns gegessen und überhaupt kein Aufheben davon gemacht. Und sie hat auch danach gefragt, ob sie mit Ihnen sprechen könne, weil sie merkt, dass sie ihr Problem lösen will.«

Die Therapie der Tochter begann, als das ursprüngliche Ziel schon erreicht worden war. Wie in vielen anderen Fällen von Anorexie war es auch hier so, dass die Tochter mithilfe einer indirekten Behandlung, die über Anweisungen an die Eltern durchgeführt wurde, eine direkte Therapie anfing, als die Not nicht mehr so groß war – zumindest was die Essstörung anbelangte. Natürlich brauchte die Tochter weiterhin therapeutische Unterstützung, um die Begleitumstände aufzuarbeiten, die zu der Essstörung geführt hatten.

Manchmal sehen Personen mit solchen Störungen die Praxis eines Therapeuten überhaupt nie von innen. In den fünf Jahren, die wir nun an unserem Zentrum Forschungen zum Thema Essstörungen betreiben, waren über 20 % der Patienten, die nach unseren störungsspezifischen Protokollen behandelt wurden, nie selbst in Therapie. Wir haben den indirekt therapierten Patienten dadurch geholfen, dass wir ihre Familien entsprechend instruierten, ohne die betreffende Person jemals zu Gesicht bekommen. Dennoch ist das angestrebte Ziel erreicht worden.

Fallbeispiel 2: »Wir können dir noch mehr Lebensmittel beschaffen«
Wie im vorigen Beispiel kamen auch in diesem Fall die Eltern zu mir, weil ihre Tochter sich gesträubt hatte, an unserem Gespräch teilzunehmen. Die Tochter sei der Ansicht, dass sie mit Sicherheit keine Therapie brauche und stattdessen lieber die Eltern gehen sollten, weil diese selbst nämlich eine Therapie nötig hätten.

Das Mädchen litt an einer als Bulimia nervosa (meiner Meinung nach falsch) definierten Störung, d. h., in ihrem Essverhalten wechselten sich heißhungerartige Fressanfälle und Erbrechen ab. Ich halte die Bezeichnung Bulimia nervosa deshalb für ungeeignet, weil unsere Forschungen gezeigt haben, dass dieser Störungstypus nichts mit Bulimie zu tun hat. In den meisten solcher Fälle sind die behandelten Personen Mädchen mit anorektischen Neigungen. Für magersüchtige Personen ist das Erbrechen eine gute Möglichkeit, die Zunahme an Körpergewicht zu vermeiden bzw. trotz Nahrungsaufnahme nicht zuzunehmen. Doch wenn diese Methode eine Weile praktiziert wird, wird sie zu einer unkontrollierbaren Zwangshandlung. Meistens sind es junge Frauen (manchmal auch junge Männer), die unter einer solchen Störung leiden und dem Beobachter den Eindruck vermitteln, als ob sie vom Teufel besessen wären, der sie erst zu Fressanfällen und anschließend zur Selbstreinigung verleitet.

Die Eltern besagten Mädchens berichteten, dass sie versucht hätten, die mit der Störung zusammenhängenden Beeinträchtigungen so gering wie möglich zu halten. Also hätten sie die Lebensmittel weggeschlossen und der Tochter kein Geld gegeben, so dass sie sich keine Unmengen an Esswaren kaufen konnte. Doch alle diese Versuche seien nutzlos gewesen, weil die Tochter sich ihr Essen in Supermärkten klaute, wenn sie kein Geld hatte, und deshalb hätten die Eltern ihr lieber das Geld dafür gegeben. Und wenn sie, die Eltern, die Lebensmittel versteckt hätten, habe die Tochter die Verstecke immer irgendwie gefunden.

Von daher waren die Eltern völlig resigniert und der Ansicht, dass ihre Tochter gar nicht geheilt werden wolle. Seit neuestem verbringe sie die meiste Zeit damit, alles in sich hineinzustopfen und sich anschließend zu übergeben. Sie gehe kaum noch aus dem Haus. Früher habe sie einen Freund gehabt, mit dem sie aber Schluss gemacht habe. Früher habe sie einen großen Freundeskreis gehabt, aus dem sie nun aber mit niemandem mehr Kontakt habe. Außerdem wasche sie sich nur noch selten, so die Eltern weiter, und kämme sich überhaupt nicht mehr. Ihre Zeit verbringe sie nur noch damit, in sich hineinzufressen und sich dann davon wieder zu befreien. Für die Behandlung dieser Art von Störung wie auch von Anorexie und Bulimie haben wir auf der Basis unserer Forschungen ganz spezifische Techniken entwickelt. In dem vorliegenden Fall verschrieb ich den Eltern eine Technik, die ich anwende, wenn die zu behandelnde Person sich weigert, an den Therapiesitzungen teilzunehmen.

»Ich glaube, es gibt eine Möglichkeit, Ihre Tochter zu behandeln, ohne dass sie selbst zu den Sitzungen kommt, aber es ist ein Verfahren, das Ihnen vielleicht einige Opfer abverlangt. Ich habe allerdings den Eindruck, dass Sie bereit sind mitzuziehen, weil Sie bis jetzt schon so große Anstrengungen unternommen haben ... Was ich von Ihnen verlange, ist nicht wirklich schwierig, sondern eher ein wenig skurril. Bitte lassen Sie sich durch den Kopf gehen, was ich ernsthaft von Ihnen verlange.«

Die Eltern sagten: »Wir sind bereit, alles zu tun, was Sie von uns verlangen; denn wir haben gehört, dass Sie schon viele Fälle wie den hier behandelt haben, und deshalb vertrauen wir Ihnen.«

Also verschrieb ich den Eltern die folgende Aufgabe: »In der kommenden Woche wecken Sie [zur Mutter gewandt] jeden Morgen, bevor Sie zur Arbeit gehen, Ihre Tochter – nicht zu früh und nicht zu spät – und fragen sie: ›Was möchtest du heute essen und erbrechen?‹« Die Mutter schaute mich an und sagte: »Sind Sie sicher, dass ich ihr diese Frage stellen soll?«

»Natürlich, genau diese Frage. Sie müssen Ihre Tochter fragen: ›Was möchtest du heute essen und erbrechen?‹ Anschließend legen Sie den Speiseplan fest. Dabei berücksichtigen Sie alles, was Ihre Tochter sich wünscht. Sie kaufen alle Lebensmittel ein, um die Ihre Tochter Sie bittet. Sollte sie Ihnen nicht sagen wollen, was sie essen möchte, wissen Sie vermutlich auch so, was sie meistens isst und erbricht. Sie kaufen also große Mengen dieser Lebensmittel ein und stellen alle diese Esswaren auf den Tisch in Ihrem Esszimmer – nicht auf den Tisch in der Küche. Sie stellen alle diese Lebensmittel im Esszimmer sozusagen ins Schaufenster, nehmen Post-it-Zettel und schreiben darauf: ›Lebensmittel für [Name der Tochter] zum Essen und Erbrechen.‹ Denken Sie daran, dass sonst niemand diese Esswaren anrühren darf. Sie sind ausschließlich für Ihre Tochter und nur für das Ritual Ihrer Tochter bestimmt.«

Die Eltern schauten mich – fassungslos – an und wirkten, als ob ich von ihnen etwas verlangt hätte, was noch verrückter wäre als das Verhalten ihrer Tochter. Dann sagte der Vater: »Ob das sie wirklich glücklich machen wird!« »Wir werden sehen«, erwiderte ich.

In der darauffolgenden Woche kamen die Eltern wieder zur Sitzung und berichteten, dass ihre Tochter, als sie die Lebensmittel auf dem Tisch gesehen habe, heftig protestiert und sich geweigert habe, davon zu essen. Sie habe sie sogar weggetragen und in einen Schrank gelegt. Die Mutter erzählte: »Gemäß Ihren Anweisungen habe ich alle Lebensmittel wieder hervorgeholt, auf den Tisch gestellt und noch weitere dazugetan. Und jetzt haben wir Unmengen an Lebensmitteln zu Hause herumliegen!«

Ich lächelte und gab zur Antwort: »Nun, was nicht gegessen wird, schicken wir den hungernden Kindern in der Welt, z. B. in Bosnien und wo auch immer.« Die Mutter fügte noch hinzu: »Das Interessanteste aber ist, dass sie inzwischen beträchtlich weniger in sich hineinstopft. Die Fressattacken sind noch nicht weg, aber sie sind weniger geworden.«

»Gut«, sagte ich, »das macht mir Mut. Wir sollten jetzt so weitermachen. Sie [zur Mutter gewandt] bekommen nun eine andere Aufgabe. Erinnern Sie – und auch Sie [zum Vater] – Ihre Tochter mehrmals am Tag daran, dass sie essen und erbrechen kann und dass das Zeug dafür vorhanden ist.«

»Was!«, sagten die Eltern, »sollten wir sie wirklich dazu noch einladen, gerade jetzt, wo es weniger geworden ist? Was ist, wenn sie es dann wieder häufiger macht?«

»Wir werden sehen«, sagte ich wieder. »Denken Sie daran, Ihre Tochter zum Essen und Erbrechen einzuladen – und das mindestens vier- oder fünfmal am Tag; denn Sie haben ja die ganzen Lebensmittel ausschließlich zu ihrem Vergnügen gekauft.« Die Eltern verabschiedeten sich und wirkten noch schockierter als nach der letzten Sitzung.

In der folgenden Woche kamen sie wieder und berichteten, dass die Symptome ihrer Tochter sogar noch weiter abgenommen hätten und dass sie jedes Mal richtig wütend werde, wenn sie zu ihr sagten, sie solle essen und erbrechen, und wissen wolle: »Weshalb erzählt Ihr mir denn das alles?«

Und die Mutter teilte noch mit: »Wissen Sie eigentlich, was sie zu mir gesagt hat, Herr Doktor? Sie hat gesagt, dass ich alles verdorben hätte. Es sei nicht mehr so wie früher. Früher habe sie es genossen, aber jetzt sei es für sie kein Genuss mehr. Meine Tochter hat mich tatsächlich gefragt, ob sie zu Ihnen in Therapie kommen könne, weil sie komplett damit aufhören möchte.«

Als die Tochter dann zur Therapiesitzung kam, waren ihre Symptome noch nicht ganz verschwunden. Da die Ess- und Erbrechepisoden bis dahin jedoch schon beträchtlich nachgelassen hatten, war es relativ leicht, die Behandlung in direkter Form und bis zum völligen Abklingen der Symptome fortzusetzen.

Fallbeispiel 3: »Essen und Erbrechen – ein schönes Gefühl!«

Eine beruflich erfolgreiche Frau um die dreißig kam mit dem Problem zu mir, dass sie immer, wenn sie etwas zu sich genommen hatte – ob zu den üblichen Essenszeiten oder zwischendurch –, sich von dem Essen durch Erbrechen wieder befreien musste. Sie sei absolut unfähig, so erzählte sie, dieses Problem in den Griff zu bekommen. Sie glaube nicht, dass ich ihr würde helfen können, weil sie wegen ihres Problems schon mehrfach in Behandlung gewesen und weder medikamentös noch mit Psychotherapie etwas erreicht worden sei. Wie bei der anderen Patientin (Abschnitt 2.3, Fallbeispiel 4), die für einen Therapeuten eine ziemliche Herausforderung war, nutzte ich auch bei dieser Patientin den Widerstand, indem ich ihr genau diesen Widerstand als Aufgabe verschrieb.

Ich fragte die junge Frau, ob sie wirklich alles tun wolle, um ihr Problem zu lösen. Sie sagte: »Ja, aber nur unter der Bedingung, dass Sie nicht von mir verlangen, mich nach dem Essen nicht mehr zu übergeben; denn das könnte ich nicht. Unter der Bedingung, dass Sie nicht sofort von mir verlangen, etwas dagegen zu tun; denn ich finde es zu schön. Unmöglich, dass ich das aufgebe.« Solche Aussagen kommen meistens von solchen Patienten, die schon viele Therapieversuche hinter sich haben.

Wie ich es in ähnlichen Fällen tue, in denen ich mit der paradoxen Bitte von Patienten konfrontiert bin: »Helfen Sie mir, mich zu verändern, ohne dass ich mich verändern muss«, sagte ich auch dieser Patientin: »Also gut. Wir dürfen an dem Symptom nichts machen, weil es Ihnen allzu viel Vergnügen bereitet. Sie sind die Expertin, die diese großartige Erfahrung kennt. Und Sie haben recht: Vergnügen ist im Grunde das Höchste, was das Leben uns bieten kann. Ich bin fest davon überzeugt, dass das Vergnügen eigentlich kultiviert werden sollte, ja sogar kultiviert werden *muss.* Könnten Sie mir bitte mal schildern, wie Sie vorgehen, wie Sie es schaffen, dass es bei Ihnen so gut funktioniert?«

Mit einer exhibitionistischen Geste beschrieb die Patientin all die ekligen Dinge, die sie mit Lebensmitteln so gerne machte. Den Lesern und Leserinnen möchte ich die Einzelheiten ihres Berichts ersparen. Ich sagte: »Glauben Sie nicht, dass Sie sich darauf spezialisieren könnten, Ihre Sache noch besser zu machen? Bis zu unserer nächsten Sitzung erledigen Sie Ihre Sache einmal am Tag, und zwar auf die genussvollste Weise, die Sie sich vorstellen können. Sie müssen diese Erfahrung optimal auskosten und dafür Ort und Zeitpunkt sorgfältig wählen. Vielleicht nach Mitternacht, wenn alle schlafen ... Stellen Sie sich einfach vor, wie schön es wäre ... Oder, besser noch: Sie wählen jeden Bissen aus, mit dem Sie gerne Ihre ›erotischen‹ Sitzungen abhalten wollen. Sie wählen den besten Augenblick des Tages, die schönste Art und Weise, etwas in sich hineinzustopfen und sich dann zu übergeben ... Kurz gesagt: Sie wählen das Beste aus und genießen es dann!«

Die Frau war darüber ziemlich überrascht und entgegnete: »Sie sind ein seltsamer Mensch. Vielleicht übergeben Sie sich auch immer, nachdem Sie etwas gegessen haben? Wie könnten Sie mich denn sonst so gut verstehen?«

In der nächsten Sitzung berichtete sie, dass sie tatsächlich das Beste ausgewählt und seither nur noch eine einzige Episode am Tag habe, bei der sie esse und sich übergebe, und keine fünf oder sechs Episoden mehr wie früher. Doch sie habe nicht das Gefühl, dass ihr etwas fehle. Ihr einziges Ritual am Tag sei so genussreich gewesen, dass sie kein weiteres gebraucht habe.

An diesem Punkt der Therapie machte ich der Patientin den Vorschlag, vor dem Hintergrund dieser neuen Erfahrung über zwei Dinge nachzudenken: wie sie die Zeit, die sie früher auf Essen und Erbrechen verwendet habe, anders nutzen könnte; und ob es möglich wäre, ihre Rituale noch genussvoller zu gestalten, indem sie diese zeitlich immer weiter hinausschiebe.

Die Patientin sagte, dass sie darüber nachdenken werde: Was allerdings die gewonnene Zeit angehe, wisse sie jetzt schon, dass sie sie mit Arbeit verbringen werde, denn genau das habe sie in den vergangenen Wochen bereits getan. Darauf gab ich ihr zur Antwort, dass es im Leben auch noch andere Dinge gebe, die ihr Freude bereiten könnten.

In der nächsten Sitzung eine Woche später berichtete die junge Frau, dass ihr Ritual durch die »Aufschiebung« ein noch größerer Genuss geworden sei. Sie zitierte sogar Freud mit seinen Ausführungen über die Aufschiebung des Vergnügens, um es zu steigern. Sie habe herausgefunden, dass sie das Essen und das anschließende Erbrechen umso mehr genieße, wenn sie ihr Ritual um ein paar Tage hinauszögere.

Nach zwei Wochen hatte die Patientin die Frequenz ihres Rituals von ursprünglich fünf bis sechs Episoden pro Tag reduziert auf zwei bis drei Episoden pro Woche, ohne dabei Verlustgefühle zu empfinden – im Gegenteil, ihr Vergnügen habe sich dadurch sogar noch gesteigert: »Weniger ist mehr.«

Sie, so die Patientin, habe auch bemerkt, dass andere ihr mehr Aufmerksamkeit schenkten. Sie habe das starke Bedürfnis nach einem aktiveren sozialen Leben. Die Therapie lief genau in diese Richtung und hatte zum Ziel, die Frequenz des Symptoms kontinuierlich zu reduzieren und zugleich das perverse Vergnügen an dem Ritual schließlich auszutrocknen. Zwischenzeitlich sei ihr soziales Leben, so die Patientin weiter, schon etwas lebhafter geworden.

Etwa drei Monate später fing die Patientin eine leidenschaftliche Liebesbeziehung an. Dies gab ihrer Essstörung den letzten Rest. Das »Ritual des Vergnügens« wurde immer seltener vollzogen. Vielleicht hatte die junge Frau ein anderes und schöneres Ritual gefunden: das natürliche Ritual der Liebe, dem hinzugeben sie nun die Kraft und den Mut hatte.

Fallbeispiel 4: »Wenn Sie sich schon vollstopfen müssen, dann tun Sie es wenigstens richtig!«

Eine junge Frau wollte mit therapeutischer Hilfe ihren Zwang loswerden, unkontrolliert Nahrungsmittel in sich hineinzustopfen. Sie habe etwa 30 Kilo Übergewicht und sei den ganzen Tag am Essen. Ich fragte sie, was sie denn versucht habe, diesem hemmungslosen Drang Einhalt zu gebieten. Sie antwortete, dass sie schon alles versucht habe: sich von Esswaren fernzuhalten; Situationen zu meiden, die mit Essen verbunden sein könnten; von den Eltern alles Essbare wegschließen und den Schlüssel verstecken zu lassen – die üblichen Lösungsversuche, die solche Probleme aufrechterhalten und noch verschlimmern.

In Fällen wie diesen geben wir nach ein paar einführenden Sitzungen (meistens nach den ersten beiden) eine gängige Verschreibung, die wirklich sehr effizient ist: »Sie entscheiden sich für eine der unzähligen Diäten, die Sie kennen. Über dieses Thema wissen Sie mit Sicherheit mehr als ich, weil Sie schon so viele Diäten ausprobiert haben. Vergewissern Sie sich aber, dass die Diät nicht gar zu restriktiv ist. Jedes Mal, wenn Sie etwas essen, das im Diätplan nicht vorgesehen ist, müssen Sie davon die fünffache Menge essen. Wenn Sie unerlaubterweise ein Stück Schokolade essen, müssen Sie davon gleich fünf Stücke essen; bei einem Stück Kuchen sind es gleich fünf Stücke Kuchen; und so weiter. Entweder nichts oder gleich fünf Portionen.«

Diese Verschreibung hat meistens den Effekt, dass die Patienten in der nächsten Sitzung berichten, niemals das Fünffache einer Portion gegessen zu haben, weil sie es vermieden hätten, außerhalb des Diätplans etwas zu sich zu nehmen. Oder sie berichten, dass sie von einer Sache einige Male fünf Portionen gegessen hätten, dann aber nicht mehr von ihrem Diätplan abgewichen seien, weil die Nahrungsaufnahme kein Genuss mehr gewesen sei. Als die junge Frau zur nächsten Sitzung kam, erzählte sie, dass sie in einer Woche vier Pfund abgenommen habe. Sie habe einmal fünf Schokoladeeclairs gegessen, und danach habe sie aufgehört, alles Essbare in sich hineinzuschlingen. Sie habe es geschafft, die von ihr gewählte Diät zu befolgen, ohne das Gefühl zu haben, dass ihr etwas fehle.

An diesem Punkt behalten wir die »Strafaufgabe« meistens noch bei und erhöhen das »Risiko«. Wenn der Patient gegen die vorgeschriebene Diät verstößt, muss er siebenmal so viel essen wie vorgegeben, danach muss er zehnmal so viel essen wie vorgegeben und so weiter. Mit einem solchen »Damoklesschwert« über dem Kopf halten sich die Patienten meistens so lange an die Diät, bis sie ihr Idealgewicht erreicht haben.

Dieses therapeutische Strategem wirkt ausgezeichnet in Fällen von Bulimie und funktioniert so, dass das Vergnügen, alles Essbare in sich hineinzustopfen, umgewandelt wird in eine Tortur, die es zu vermeiden gilt.

2.7 Depressionen

Fallbeispiel 1: Den depressiven Menschen zum Klagen animieren

Dieses Beispiel handelt von einer Familie, genauer gesagt: von einer Mehrgenerationenfamilie (bestehend aus drei Brüdern mit ihren jeweiligen Familien und ihren in die Jahre gekommenen Eltern), die zu mir zum Therapiegespräch kam. Sie alle lebten im selben Haus, und zwar jede Partei auf einem separaten Stockwerk. Das Problem dieser Mehrgenerationenfamilie bestand darin, dass einer der drei Brüder seit geraumer Zeit schwer depressiv war. Bei solchen psychischen Problemen ist es meistens so, dass die depressive Person tendenziell klagt und das Opfer gibt, während die restliche Familie dem entgegenzuwirken versucht, indem sie den depressiven Angehörigen ermuntert, tröstet und beschützt. Dieses Muster von Lösungsversuch trat in dieser Mehrgenerationenfamilie mit einem starken inneren Zusammenhalt sogar noch deutlicher als in anderen Fällen zutage.

Am Ende einer endlosen Sitzung, in der jedes einzelne Mitglied dieser Familie dem Patienten seine Liebe bekundete und seine Bereitschaft beteuerte, alles tun zu wollen, um ihm zu helfen, verschrieb ich der gesamten Familie die folgende Aufgabe: »Angesichts der Tatsache, dass Sie alle liebevoll und fürsorglich miteinander umgehen, sind Sie bestimmt auch bereit, etwas zu tun, das für Sie zwar sehr schwierig, für den Patienten aber sehr wichtig ist. Ab sofort bis zur nächsten Sitzung versammeln Sie sich alle jeden Abend vor oder nach dem Essen im Wohnzimmer einer Ihrer Kernfamilien und setzen sich hin. Am besten würde sich das Wohnzimmer Ihrer Eltern eignen. Der Patient bleibt während der Versammlung stehen. Stellen Sie den Wecker so, dass er nach einer halben Stunde klingelt. In dieser Zeit schweigen die Sitzenden andächtig und hören dem Stehenden zu. Sie [zum Patienten gewandt] haben eine halbe Stunde Zeit, nach Herzenslust zu klagen, während die anderen Ihnen zuhören. Dies ist Ihre Gelegenheit, den anderen begreiflich zu machen, wie schrecklich ein Mensch sich in seiner Depression fühlt, dass er alles nur noch schwarz in schwarz sieht und ihm nichts recht ist, dass er sich über nichts freuen kann und so weiter. Die anderen müssen derweil in andächtigem Schweigen verharren. Sobald der Wecker klingelt, hören Sie auf zu sprechen! Was noch nicht gesagt ist, heben Sie für den nächsten Abend auf. Tagsüber müssen Sie es gänzlich vermeiden, über das Problem zu sprechen, denn dafür ist am Abend Zeit und Raum vorgesehen.«

Nach zwei Wochen kam die Mehrgenerationenfamilie wieder zum Therapiegespräch und berichtete: »An den ersten Abenden klagte er heftig; nach ein paar Tagen fiel ihm nichts mehr ein, worüber er klagen könnte. Am nächsten Abend erzählte er uns lustige Geschichten und brachte uns häufig zum Lachen, und das hatte er auch immer getan, bevor er krank wurde.«

Ich bat den Patienten zu schildern, wie er sich dabei gefühlt habe. »Wissen Sie, merkwürdig ist ja, dass ich vor ein paar Tagen plötzlich die Welt wieder so sah und wieder so fühlte, wie es früher gewesen war. Ich fragte mich, wie es möglich war, dass ich mich so entsetzlich fühlen konnte. Ich habe doch alles – eine wunderbare Familie, das sehen Sie ja auch. Eine Frau, die mich liebt. Keine finanziellen Schwierigkeiten. Ich kann tun und lassen, was ich will. Also können Sie mir erklären, was passiert war, dass ich dies alles aus dem Blick verloren hatte?« Der geschilderte Vorgang folgt dem klassischen Strategem: »Auf das Gras schlagen, um die Schlangen aufzuscheuchen.«

Nachdem der Patient die erste grundlegende »korrigierende emotionale Erfahrung« gemacht hat, deuten wir seine Wahrnehmungsmodi und seine Reaktion um, indem wir andere spezielle therapeutische Manöver durchführen, bis er eine neue persönliche Ausgeglichenheit gefunden hat, die für ihn funktional ist.

Fallbeispiel 2: »Ja, wir leben wirklich in einem Tal der Tränen«

Eine sehr depressive Frau hatte sich bei mir zur Therapie angemeldet. Das Bild, das sie von ihrer Situation malte, entsprach der Typik dieser Art von Fällen. Die Patientin lebte in einem Zustand der Verzweiflung. Sie sehe alles nur noch schwarz in schwarz. Seit langer Zeit könne sie sich über nichts mehr freuen und habe keinerlei Motivation zu irgendetwas.

Die meiste Zeit des Tages verbringe sie im Bett in einem abgedunkelten Raum. Sie habe überhaupt keine Lust, etwas zu unternehmen, und das Gefühl, für andere und die ganze Welt nutzlos zu sein. Die Patientin erzählte auch, dass ihr Ehemann sich nicht im mindesten um sie kümmere. Er verbringe seine Zeit entweder in der Kneipe oder mit Freunden und stehe ihrem Elend völlig gleichgültig gegenüber. Ihre beiden Söhne seien verheiratet und aus dem Ort weggezogen, und in letzter Zeit habe sie nur noch sehr wenig Kontakt zu ihnen. Sie hätten sich den Familien ihrer Frauen angeschlossen, und von daher habe sie, die Patientin, fast das Gefühl, von den Söhnen verraten worden zu sein. Anscheinend zögen die Söhne die angeheiratete Verwandtschaft den eigenen Eltern vor.

Dies war das klassische Bild einer Depression: Die betreffende Person sieht sich als Opfer der Realität, als ob sie an dieser Realität nicht beteiligt wäre. Jegliche Art von Aufmunterung, selbst wenn die depressive Person darum gebeten hat, zeigt meistens keine positive Wirkung, sondern verhärtet eher noch ihre »Opferhaltung«.

In solchen Fällen ist es hilfreicher, dem depressiven Menschen Folgendes zu bedenken zu geben: »Sie haben vollkommen recht. Das Leben ist tatsächlich nichts anderes als ein Tal der Tränen. Schließlich und endlich werden wir in die Welt hineingeboren, um zu leiden. Ich verstehe Sie sehr gut, weil ich mich selbst auch oft dabei ertappe, dass ich alles schwarz in schwarz sehe und mir bewusst wird, dass alles eigentlich sinnlos ist. Wir alle sind einem Sisyphos vergleichbar, einer Figur aus der griechischen Mythologie. Dieser Sisyphos war bei den Göttern in Ungnade gefallen, weil er gegen sie gefrevelt hatte und wurde zur Strafe dazu verdammt, einen riesigen Stein einen steilen Berg hinaufzurollen. Immer kurz bevor er die Spitze des Berges erreichte, entglitt ihm der Stein, und er musste wieder von vorne anfangen. Ich glaube, wir alle sind in dieser Situation. Gelegentlich gibt es vielleicht einen kleinen Anlass, zufrieden zu sein, aber am Ende zahlen wir doch ein umso teureres Lehrgeld.«

Die Patientin schaute mich verwundert an, als ich die menschliche Existenz mit ihren Widersprüchen in solch deprimierenden Worten beschrieb. Schließlich unterbrach sie mich und richtete seltsamerweise tröstende Worte an mich. »Nun hören Sie mal, Herr Doktor, lassen Sie die Sache bitte nicht ganz so tragisch aussehen. Schließlich gibt es auch noch ein paar schöne Dinge im Leben. Leider sind sie nicht von Dauer; aber es geschehen vielleicht andere schöne Dinge, und weshalb sollten ausgerechnet Sie sich beklagen?«

Ich spielte weiter den Part eines depressiven Menschen, und die Patientin munterte mich immer wieder auf. Die ganze Sitzung spielte sich in dieser Art ab und stellte die paradoxe Situation dar, dass die depressive Patientin ihren »depressiven« Therapeuten zu trösten versuchte. Ihre Aufmunterungen und Versuche, meine Stimmung zu heben, wirkten jedoch, als ob sie sich selbst aus der Depression herauszöge. Sie lächelte sogar hin und wieder und reagierte stellenweise recht lebhaft – was nicht ganz zum Bild eines depressiven Menschen passt.

Bei unserem nächsten Gespräch in der darauffolgenden Woche berichtete sie, dass sie sich merkwürdig erleichtert fühle. Sie habe das Bedürfnis nach einer Aktivität verspürt und sei deshalb ein paar Mal einkaufen gegangen. Ferner habe sie ihre Söhne besucht, die sich »zum ersten Mal« über ihren Besuch zu freuen schienen.

Ich reagierte darauf so: »Meine Liebe, geben Sie sich bloß keinen Illusionen hin. Manchmal scheint es nur so, dass die Dinge sich besserten, aber hinterher werden sie immer nur noch schlechter. Etwas Gutes brauchen Sie nicht zu erwarten. Wahrscheinlich lauert sogar etwas viel Schlimmeres.« In dieser Art redete ich weiter, während die Patientin mich verwundert anschaute und meinen Äußerungen zu widersprechen begann. Sie sagte, dass es jedem Einzelnen überlassen sei, ob er die Welt positiv sehen möchte, wie er reagieren wolle, und dass wir nicht immer andere verantwortlich machen könnten und so weiter.

Wie die Leser und Leserinnen sehen können, hatten sich die Positionen von Patientin und Therapeut völlig ins jeweilige Gegenteil verkehrt, wobei die Patientin das sagte, was vom Therapeuten erwartet wurde – und umgekehrt.

In der darauffolgenden Woche ging es der Patientin sogar noch etwas besser. Sie habe wieder Tätigkeiten aufgenommen, so berichtete sie, die sie seit Jahren vernachlässigt habe. Inzwischen habe sie einige Male ihre Söhne besucht und dabei den Eindruck gewonnen, dass sich ihre Beziehung zueinander von Grund auf geändert habe. Selbst ihr Ehemann schenke ihr inzwischen wieder eine gewisse Aufmerksamkeit.

Ich schlüpfte wieder in die Rolle einer depressiven Person, doch dieses Mal wies die Patientin dies zurück und sagte: »Wissen Sie, ich verstehe, worum es Ihnen gegangen ist. Also, Sie können jetzt aufhören, den Depressiven zu geben.«

Die Therapie dauerte noch ein paar Sitzungen und hatte die Form eines Dialogs. Wir sprachen u. a. darüber, welche Optionen die Patientin in der Zukunft habe und was für sie das Beste wäre.

Im Umgang mit so genannten depressiven Patienten ist es besonders funktional, wenn man die Haltung einer noch depressiveren Person annimmt. Wenn ein Mensch am Ertrinken ist und man ihn noch weiter herunterzieht, wird er alles versuchen, um wieder an die Wasseroberfläche zu gelangen.

2.8 Paare in der Krise

Fallbeispiel 1: Das Paar, das sich unentwegt streiten musste

Eines Tages hörte ich in meiner Praxis Geschrei aus dem Wartezimmer, während ich gerade einen Patienten verabschiedete. Ich öffnete die Tür und sah ein Paar, das sich heftig stritt. Mit ruhiger Stimme sagte ich langsam: »Entschuldigung Sie bitte, wollen Sie zu mir?«

Die beiden unterbrachen ihren Wortwechsel und entschuldigten sich, als sie in mein Behandlungszimmer gingen. Offensichtlich handelte es sich um ein sehr streitsüchtiges Paar. Sein Problem bestand darin, dass die beiden nicht aufhören konnten zu streiten. Sie brächten es fertig, so sagten sie, sich mehrmals am Tag ein Wortgefecht zu liefern. Jedes Mal, wenn sie wieder Frieden schlössen, würden sie sich gegenseitige Toleranz versprechen. Danach gingen ihre Streitereien von neuem los.

In der Nacht, nach ihren vertraulichsten gemeinsamen Momenten, lägen sie stundenlang wach und würden die Süße dieser Atmosphäre genießen und gelassenen Mutes über die Gründe ihrer Wut sprechen. Die meiste Zeit hätten sie das Gefühl, sich gegenseitig zu verstehen. Doch am Morgen führe bereits die kleinste Unstimmigkeit zu einem weiteren heftigen Krach.

Die beiden berichteten, dass sie seit über einem Jahr eine Paartherapie machten. Sie erzählten, dass ihre Therapeutin eine sehr nette Person sei. Mit ihr zusammen hätten sie alle ihre Probleme und deren Ursachen erforscht. Leider habe dies nicht dazu geführt, dass sie sich weniger stritten. Ihr nahezu vollständiges Wissen über das Problem und seine Ursachen habe die Situation nicht im mindesten geändert.

Nachdem ich dem Bericht der beiden aufmerksam zugehört und alle ihre bewusst-forcierten Bemühungen, die Auseinandersetzungen nicht fortwährend eskalieren zu lassen, beobachtet hatte, verschrieb ich ihnen folgende Aufgabe: »Offen gestanden, halte ich es für sehr unwahrscheinlich, dass Sie Ihre Streitereien jemals einstellen können. Ich halte es für absolut sinnlos, von Ihnen zu verlangen, dass Sie sich um ein Ende Ihrer Zankereien bemühen. Im Gegenteil: Ich verlange von Ihnen, sich immer zu streiten, wenn Sie Lust dazu haben, aber Sie müssen meine Anweisung befolgen. Gibt es in Ihrer Wohnung ein Zimmer, in dem Sie sich weniger gern aufhalten als in den anderen Zimmern?«

Auf diese Frage antworteten beide sofort – und nannten unterschiedliche Räume. Auch darüber gerieten sie miteinander in Streit. Ich unterbrach sie und fuhr fort: »Nun, also, ich sehe, dass Sie sogar darüber streiten, welcher Raum zum sogenannten Streitzimmer ernannt wird. Das ist ein sehr guter Beginn! Ich glaube, ich muss den Raum selbst auswählen.«

Ich bat die beiden, ihre Wohnung zu beschreiben, und wählte einen Raum für den obigen Zweck aus – allerdings nicht das Schlafzimmer, in dem ihre Beziehung offensichtlich sehr gut funktionierte. Dann erklärte ich: »Wie ich Ihnen schon sagte, wird dies das Streitzimmer. Sie beide müssen versprechen, dass Sie die folgenden Anweisungen einhalten. Ab sofort bis zur nächsten Sitzung machen Sie Folgendes: Jedes Mal, wenn Sie zu zanken anfangen, gehen Sie in das Streitzimmer und tun dort das, was Sie wollen, bis der Streit vorbei ist. An diesem Punkt können Sie das Zimmer verlassen. Und denken Sie daran, dass Sie jedes Mal, wenn Sie zu zanken beginnen, in das Streitzimmer gehen, den Streit dort fortsetzen und auch dort bleiben müssen, bis die Auseinandersetzung beendet ist. Selbst wenn dies mehrere Male am Tag der Fall sein sollte, müssen Sie zum Streiten in dieses Zimmer gehen. Wenn es unterwegs zum Streit zwischen Ihnen kommt, müssen Sie extra zum Streiten nach Hause gehen.«

Die beiden wirkten absolut verwundert, lächelten aber, weil sie meine Verschreibung lustig fanden, und verließen meine Praxis in reichlich ruhiger Verfassung.

Beim nächsten Gespräch berichtete das Paar: »Es ist etwas Seltsames geschehen, Herr Doktor. Wir haben uns in den letzten beiden

Wochen sehr wenig gestritten. Seit wir verheiratet sind, ist es das erste Mal, dass wir es so lange ohne Streit ausgehalten haben. Es war witzig. Jedes Mal, wenn wir zu streiten anfingen und in das Streitzimmer gingen, wie Sie das von uns verlangt hatten, und wir dann dort waren, schauten wir einander an und kamen uns ziemlich albern vor und fingen am Schluss zu lachen an über Dinge, über die wir sonst immer in schreckliche Wut geraten sind. Wir glauben, Ihren Trick verstanden zu haben, aber er funktioniert sehr gut.«

Ich hielt noch einige Sitzungen mit dem Paar ab, um sicherzugehen, dass der Effekt nicht nur vorübergehender Natur war. Das Gegenteil war der Fall: Die beiden lernten, ihre gegenseitige Aggression mit Ironie und Humor zu nehmen, und am Ende waren die Anlässe, die früher zu schrecklichen Auseinandersetzungen geführt hatten, ein Grund zum Scherzen und zum Necken. Das Ganze wirkte wie der mittelalterliche Zauber, bei dem »Steine in Gold verwandelt« wurden.

Fallbeispiel 2: Die Mauer des Schweigens

Im Gegensatz zu dem soeben behandelten Fall, bei dem das Problem die eskalierenden Streitereien eines Paares waren, gibt es Fälle, in denen die Partner es verdrießlich nebeneinander aushalten.

Ein Paar, das zu mir in Therapie kam, schilderte sein Zusammenleben als eine Beziehung, die von absoluter gegenseitiger Gleichgültigkeit, sexueller Zurückweisung, mangelnder Dialogbereitschaft und stiller Wut aufeinander geprägt war. In Anbetracht dieser »heiteren« Atmosphäre bei diesem Paar führte ich mit beiden Personen erst einmal separate Gespräche. Die Einzelsitzungen ergaben Folgendes: In den beiden Partnern hatte sich eine so große Wut auf den jeweils anderen aufgestaut, dass sie sich zu jenem Zeitpunkt gegenseitig mit Indifferenz bestraften. Trotzdem erklärten beide, dass sie dauerhaft aneinander gebunden seien; und eben aus diesem Grunde könnten sie die in der Vergangenheit erlittenen gegenseitigen Beleidigungen einander nicht vergeben.

Für den Außenstehenden ist dabei interessant zu beobachten, dass bei diesem Typus von Paarbeziehung beide den jeweils anderen als schuldig betrachten und sich selbst als jemand sehen, der im Recht ist. Die daraus resultierende Interaktion ist einer Spiegelung vergleichbar, wobei ein Partner das Bild des jeweils anderen spiegelt. Deshalb muss eine Intervention in solchen Fällen so gerichtet sein, dass diese starre Position, in der beide Partner scheinbar keine Verbindung zueinander haben, aufgegeben wird.

Nachdem ich, wie gesagt, mit beiden Personen Einzelgespräche geführt hatte, brachte ich sie in meinem Behandlungszimmer zusammen und verschrieb ihnen die folgende Aufgabe, die sie bis zur nächsten Sitzung erfüllen mussten: »Jeden Abend vor oder nach dem Essen müssen Sie sich eine halbe Stunde lang der folgenden Übung widmen. Sie gehen ins Schlafzimmer und stellen den Wecker so, dass er eine Viertelstunde später klingelt. Sie [zur Frau gewandt] setzen sich hin, und Sie [zum Mann] bleiben stehen. Sie [zum Mann] haben nun 15 Minuten, in denen Sie Ihren alten Ärger loswerden und Ihrer Frau alles vorwerfen können, was Sie wollen. Denken Sie daran, dass Sie die schlimmsten Dinge herauslassen können, die Sie ihr sagen wollen. Wenn der Wecker klingelt, hören Sie auf zu reden, und beide wechseln die Rollen. Dann setzen Sie [zum Mann gewandt] sich hin, und Sie [zur Frau] bleiben stehen. Auch Sie [zur Frau] haben 15 Minuten, in denen Sie Ihrem Mann die schlimmsten Dinge sagen können, die Sie ihm sagen wollen. Wenn der Wecker klingelt, hören Sie auf zu reden. Die ganze Situation ruht dann bis zum folgenden Abend und wird erst dann fortgesetzt. Am nächsten Tag kehren Sie die Reihenfolge um, und wer tags zuvor begonnen hat, ist jetzt als Zweiter dran, damit keiner von Ihnen beiden glaubt, dass er oder sie das letzte Wort hat.«

In der darauffolgenden Woche kam das Paar wieder. Die beiden berichteten, dass sie sich schreckliche Dinge gesagt hätten, die keiner vom anderen je erwartet hätte. Sie sagten auch, dass sie zum ersten Mal ihre ganze Wut, die sich im Laufe der Jahre in ihnen aufgestaut hatte, ungehindert hätten loswerden können. Beide seien jedoch davon überrascht gewesen, dass sie offen und ehrlich sowohl ihre Zuneigung zueinander als auch ihre Wut aufeinander hätten ausdrücken können. Seit vielen Monaten hätten sie nun wieder miteinander geschlafen, und am vergangenen Sonntag seien sie miteinander in den Bergen spazieren gegangen, was sie seit vielen Jahren nicht mehr getan hätten.

An diesem Punkt musste ich den beiden nur noch nahelegen, jeden Tag etwas Zeit füreinander zu reservieren – was nicht unbedingt so formal sein müsse wie in der Aufgabe, die ich ihnen verschrieben hatte –, damit sie sich ihre negativen Gefühle mitteilen könnten und all die Zeit hätten, die sie dafür bräuchten. Ferner erklärte ich dem

Paar, dass Wut und Beschuldigungen wie das Wasser in einem Fluss seien: Je mehr man einen Fluss zu regulieren versucht, desto höher steigt bei Niederschlägen das Wasser, bis es einen Punkt erreicht hat, an dem die Deiche brechen und das Land überflutet wird. Statt dass man seine Wut in Schach zu halten versucht, sollte man sie herauslassen und, wenn es geht, kanalisieren.

Denn – wie hier gezeigt– die Kraft der Wut kann zu einer positiven Ressource werden und Gefühle und Zuneigung wieder beleben.

Fallbeispiel 3: »Liebling, du bist so sexy, wenn du schofel zu mir bist!«

In diesem Fallbeispiel geht es um eine junge Frau, die seit ein paar Jahren verheiratet war. Sie erzählte mir, dass ihr Mann in jüngster Zeit unerträglich geworden sei. Er beschimpfe und beschuldige sie, selbst wenn etwas überhaupt nicht ihre Schuld gewesen sei. Zu Hause und in der Öffentlichkeit würdige er sie fortwährend herab. Abgesehen davon, so berichtete die Patientin, sei ihre Beziehung in Ordnung; das Problem bestehe einfach darin, dass er diesen »schwierigen Charakter« habe.

Auf meine Frage, was sie getan habe, um ihren Mann zu beruhigen, entgegnete sie, dass sie versucht habe, ihm ihre Sicht der Dinge zu erklären und ihm begreiflich zu machen, dass er auf dem falschen Dampfer sei, aber dies mache ihn nur noch wütender. Seine übliche Antwort sei dann: »Verstehen? Du verstehst doch überhaupt nichts.«

Wie man das auch in anderen Familien beobachten kann, führte auch hier das äußerst vernünftige Verhalten der Frau nur dazu, dass der Mann sich noch unvernünftiger aufführte. Dies verlangte nach einer Intervention, mit deren Hilfe die komplizierten Lösungsversuche der Frau verändert würden.

»Also gut. Ich glaube, ich habe Ihr Problem jetzt so weit verstanden, dass ich Ihnen etwas vorschlagen kann, was Ihre unerfreuliche Situation ändern könnte. Ich muss Sie allerdings warnen, dass mein Vorschlag vielleicht etwas merkwürdig, wenn nicht gar total wunderlich erscheint. Trotzdem müssen Sie ihn wortwörtlich genau so ausführen. Jedes Mal, wenn Ihr Mann Sie beschimpft oder herabwürdigt, müssen Sie sagen: ›Liebling, ich habe gemerkt, dass es mich richtig anturnt, wenn du so mit mir umgehst. Es entfesselt in mir eine solche Lust, etwas Unbezähmbares, und macht dich so verführerisch. Bitte, tu es noch einmal.‹«

Verblüfft antwortete die Patientin: »Aber das ist nicht wahr. Er macht mich so wütend, dass ich ihn umbringen könnte.«

»Das ist bekannt«, sagte ich, »aber ich würde so gerne wissen, wie Ihr Mann auf diese Erklärung reagiert.«

Die junge Frau fuhr fort: »Er wird sagen, dass ich nun komplett übergeschnappt bin, dass ich eine blöde Kuh bin, und noch viel wütender werden.«

Beharrlich fügte ich hinzu: »Das kann ja sein. Aber möglich ist auch, dass etwas ganz anderes geschieht … Wie dem auch sei. Sie sind an eine solche Reaktion ja schon gewöhnt. Machen Sie diesen Versuch. Es ist ja nur für eine Woche. Jedes Mal, wenn Ihr Mann Sie beschimpft oder herabwürdigt, sagen Sie ihm, dass sein Verhalten Sie erregt, dass Sie sich dann umso mehr zu ihm hingezogen fühlen und dass Sie Ihr sexuelles Verlangen nach ihm kaum mehr zügeln können.«

Die Patientin lächelte, als sie zur nächsten Sitzung erschien. Sie war nicht allein: Ihr Mann war auch mitgekommen. Sie berichtete, dass ihr Mann von ihrer Reaktion völlig überrascht gewesen sei und dass dies jedes Mal seine Aggression gegen sie sofort blockiert habe. Und nicht nur das: Er sei heute deshalb mitgekommen, weil er eingesehen habe, dass er lernen müsse, seine unkontrollierte Gereiztheit in den Griff zu bekommen.

Der nächste Schritt meiner Intervention war dem Vorhaben gewidmet, den Mann der Patientin anzuleiten, wie er seine Reaktionen kontrollieren konnte.

Dieser Fall ist ein gutes Beispiel dafür, dass manchmal nichts entwaffnender ist als eine scheinbar absurde und verwirrende Reaktion. Auch hier erweist sich das Strategem »Das Wasser trüben, um die ihrer klaren Sicht beraubten Fische zu fangen« als hilfreich.

2.9 Leistungsblockaden

Fallbeispiel 1: Die Unfähigkeit, vor einem Publikum zu sprechen

Eine etwa 40-jährige Managerin, schön und elegant, sehr versiert und erfolgreich in ihrem Beruf, verlangte einen dringenden Termin bei mir. Wie ich es in dringenden Fällen meistens tue, vereinbarte ich auch mit dieser Patientin für den nächsten Tag einen Gesprächstermin. Die Frau schilderte ihr Problem, das ihre berufliche Karriere zu zerstören drohte. In den letzten Monaten habe sie eine panische Angst davor entwickelt, vor einem Publikum zu sprechen. In den vergangenen Wochen habe sie öffentliche Auftritte gänzlich vermieden. Bis zu jenem Zeitpunkt habe sie an Konferenzen mit Hunderten von Kolleginnen und Kollegen angstfrei vorgetragen. Außerdem sei sie in ihrer Firma mehrere Jahre lang im Bereich der Schulung und Supervision von Führungspersonen tätig gewesen.

Sie schilderte ihre Angst davor, während eines Vortrags vor ihren Kollegen plötzlich blockiert zu sein. In jüngster Zeit sei ihr Angstpegel sehr stark angestiegen, was bei ihr zu zahlreichen somatischen Symptomen, z. B. schnellem Herzschlag, beschleunigter Atmung, Schweißausbrüchen und so weiter, geführt habe. Alle diese Phänomene ließen sie das Schlimmste befürchten.

Das Problem sei zum ersten Mal während eines der vielen Kongresse aufgetaucht, auf denen sie Vorträge gehalten hat. Bei einer solchen Gelegenheit sei sie Zeugin geworden, wie eine Kollegin aufgrund einer Angstattacke ihren Vortrag abbrechen musste. Seit damals habe sie eine entsetzliche Angst davor, dass ihr das Gleiche passieren könnte. Immer stärker habe sich in ihr die Tendenz entwickelt, ihre physischen Reaktionen zu überwachen, und damit sei sie in die Falle der sich selbst erfüllenden Prophezeiung getappt. Wenn ein Mensch seine körperlichen Funktionen zu überwachen beginnt, stellt er fest, dass sie sich durch seine Kontrolle verändern.

In solchen Fällen muss die Aufmerksamkeit der betreffenden Person von der Kontrolle des eigenen Körpers abgezogen und auf etwas anderes gelenkt werden, was den Interventionen bei Phobien und Zwangshandlungen nicht unähnlich ist. Ich verschrieb der Patientin folgende »einfache« Aufgabe: »Wenn Sie das nächste Mal an einer Geschäftskonferenz einen Vortrag halten müssen, machen Sie Folgendes: In der Stunde vor Ihrem Auftreten versuchen Sie, sich alle Ihre schlimmsten Fantasien bildlich auszumalen. Packen Sie alle Ihre Ängste in diese eine Stunde vor dem Vortrag. Dadurch werden Sie hinterher viel weniger Angst haben. Wenn Sie mit Ihrem Auftritt an der Reihe sind, beginnen Sie mit den folgenden Worten: ›Liebe Kolleginnen und Kollegen, ich möchte Sie im Voraus um Verzeihung bitten, wenn ich während meines Vortrags erröte, schwitze oder den Faden verliere. Ich habe mich in der letzten Zeit nicht sehr gut gefühlt.‹ Dann beginnen Sie mit Ihrer Präsentation.«

Daraufhin sagte die Patientin, dass ich von ihr verlangte, sich selbst in eine peinliche Situation zu bringen. Ich erwiderte, dass sie eher angenehm überrascht sein könnte, gab ihr aber keine weiteren Informationen im Voraus. Sie kam erst zwei Wochen später wieder zur Sitzung, rief aber ein paar Tage vor unserem Gesprächstermin an, um mir zu danken und zu berichten, dass alles sehr gut gegangen sei.

Sie habe exakt das getan, was ich ihr aufgetragen hätte. Auf dieser Basis habe sie ihre »Prüfung« sehr gut gemacht und sei völlig frei von Angst gewesen. Sie sei sehr überrascht gewesen, als nach ihrem Vortrag mehrere angesehene Kollegen sie dafür gelobt hätten, dass sie am Anfang ihres Berichts ein rhetorisches Strategem eingeflochten habe, durch das sie das Publikum für sich habe einnehmen können.

Wenn man sich zu seiner Zerbrechlichkeit bekennt, wird dies zu einem Aspekt der Stärke.

Fallbeispiel 2: Leistungsblockaden durch Frustration abbauen

Ich wurde von einem Sportpsychologen zurate gezogen, der einen sehr bekannten Sportler in Behandlung hatte. Dieser habe seit geraumer Zeit nicht mehr sein übliches Leistungsniveau erreicht. Der Psychologe berichtete, dass der Sportler wie blockiert wirke und nicht mehr zu seiner Hochform finden könne. Auf meine Frage, welche Lösungen schon ausprobiert worden seien, gab der Psychologe zur Antwort, dass sie es mit den üblichen Entspannungsübungen und Techniken der Selbststeuerung sowie mit virtuellem und hypnotischem Training versucht hätten, was aber keine signifikanten Resultate gezeitigt habe. Außerdem stehe besagter Sportler unter einem enormen Druck, weil das Publikum offensichtlich darüber enttäuscht sei, dass er die Hoffnungen nicht erfülle. Der Psychologe berichtete auch – als ob diese Information ein unwichtiges Detail sei –, dass alle im Umfeld des Sportlers ihn zu motivieren versuchten, indem sie ihm sagten, dass er noch immer der Beste sei.

Von meinem Blickwinkel aus betrachtet, zeigte die Situation ein klassisches Problem: Die Person, von der Leistung erwartet wird, macht schlapp, weil sie keine echte Herausforderung spürt. Dies geschieht häufig dann, wenn das Umfeld die Fähigkeiten eines Menschen überbetont. Der Sportler hatte den inneren Antrieb verloren, seine Leistungsfähigkeit unter Beweis zu stellen.

Ich schlug meinem Kollegen vor, den Sportler zu frustrieren, indem er ihm mitteile, dass dessen Blütezeit wahrscheinlich vorbei sei, dass jetzt andere und leistungsstärkere Sportler nach vorne kämen und das Publikum wahrscheinlich Leistungen erwarte, die dieser nie mehr werde erbringen können. Darüber hinaus trug ich dem Kollegen auf, dafür zu sorgen, dass der Kader dem betreffenden Sportler keine ermutigenden Schmeicheleien und gutgemeinten Aufmerksamkeiten mehr zukommen lassen solle. Stattdessen solle er von den Personen im Umfeld des Sportlers verlangen, sich etwas deprimiert zu geben, und zwar so, als ob sie sich keinerlei Illusionen mehr bezüglich seiner Leistungen hingäben und sich der düsteren Wahrheit stellten. Ziemlich verdutzt bat der Psychologe um weitere detaillierte Anweisungen, um sicherzustellen, dass er diese schon fast von Hoffnungslosigkeit getragene Intervention auch durchführen könne.

In den folgenden Wochen konnte ich in Sportzeitungen immer wieder lesen, dass der fragliche Sportler beinahe wie von Geisterhand wieder sein früheres Leistungsniveau erreicht habe oder sich sogar selbst übertreffe.

Beim nächsten Gespräch mit meinem Kollegen berichtete dieser, dass ein paar Tage nach der konsequenten Durchführung meiner Anweisungen alle Personen im Umfeld des Sportlers überrascht gewesen seien, wie vehement dieser auf die frustrierenden Äußerungen der anderen reagiert habe: als ob er beweisen müsste, dass sie sich irrten und seine Karriere noch nicht zu Ende sei. Der Sportler habe seine Tatkraft und seinen Siegeswillen wiedererlangt.

Ich beendete meine Supervision damit, dass ich dem Psychologen auftrug, den Sportler hin und wieder zu frustrieren. Manchmal könne man Menschen am besten dadurch motivieren, dass man sie zu demotivieren versuche.

Aus der bisherigen Präsentation von *Fallbeispielen* sollte deutlich geworden sein, dass ein konventionell arbeitender Psychotherapeut ganz anders vorgeht als ein Therapeut, wie ich ihn hier beschreibe. Dieser kann als eine Art »wissenschaftlicher Schamane« bezeichnet werden. *Schamane* ist er insofern, als er in seiner Interaktion mit dem Patienten Realitäten konstruieren kann, denen die »magische« Kraft innewohnt, ihn zur Veränderung seiner früheren Formen der Wahrnehmung und Reaktionsweisen zu führen. *Wissenschaftlich* ist seine Methode insofern, als die vielen beschriebenen Techniken einer Systematik folgen und wiederholt werden können und ihre Wirksamkeit, Leistungsstärke und Vorhersagbarkeit messbar sind.

Ich möchte nicht behaupten, eine erschöpfende oder in sich abgeschlossene Darstellung therapeutischer Möglichkeiten gegeben zu haben, die der verbalen Interaktion zwischen zwei oder mehr Personen inhärent sind. Wir haben – vergleichbar der Vorgehensweise beim Schachspiel – eine Reihe von Strategien entwickelt, um in der Konfrontation mit spezifischen Arten von Spielen mit ein paar Spielzügen ein Schachmatt zu erreichen; doch innerhalb eines Spiels gibt es unendlich viele Kombinationsmöglichkeiten und Spielzüge.

Ich möchte auch klarstellen (falls dies bis dahin noch nicht deutlich geworden ist), dass ich als die Person, die solche wie in diesem Buch beschriebenen Therapien gestaltet und praktiziert, keinesfalls als eine Art »Guru« betrachtet werden möchte, sondern eher als Techniker für Lösungen menschlicher Probleme – als eine Art Mechaniker, der ein blockiertes Getriebe wieder zum Laufen bringt.

Nicht zuletzt möchte ich betonen, dass ich zwar bei der Einteilung dieses Buches in Abschnitte psychischer Probleme und Verhaltensauffälligkeiten nach den internationalen diagnostischen Kategorien psychischer Störungen (DSM) vorgegangen bin, diese Klassifikation aber nur als ein erläuterndes Instrument verstanden wissen will. Dahinter steht die Absicht, die Leser und Leserinnen zu befähigen, selber direkte Zusammenhänge zwischen den geschilderten Situationen und bestimmten inzwischen zum Allgemeingut gewordenen Krankheitsdefinitionen herzustellen.

Meiner Auffassung nach könnten alle psychiatrischen und psychologischen Handbücher zur Definition unterschiedlicher Pathologien auf die einfache Formel gebracht werden: »Die Person ist in ihren eigenen Konstruktionen von Realität gefangen und blockiert.« Goethe hat schon gesagt: »Alles ist einfacher, als man denken kann, zugleich verschränkter, als zu begreifen ist« (2006, Nr. 525).

Fallbeispiel 3: Die nie zu Ende gebrachte Dissertation

Ein sehr gebildeter Mann um die vierzig brauchte wegen eines ungewöhnlichen Problems therapeutische Hilfe. Seit etwa zehn Jahren, so berichtete er, arbeite er an seiner Dissertation in Philosophie und sei nicht in der Lage, sie fertigzustellen. In allen seinen akademischen Prüfungen habe er ausgezeichnete Noten, aber seine Doktorarbeit könne er einfach nicht abschließen.

In den letzten zehn Jahren habe er in einem Unternehmen als Geschäftsführer gearbeitet. Im Rahmen dieser Tätigkeit müsse er oftmals Berichte verfassen. Damit habe er keine Probleme; er werde sogar oft dafür gelobt, wichtige Fragestellungen auf den Punkt bringen und klar und deutlich formulieren zu können.

Was jedoch seine Dissertation anbelange, finde er den Einstieg in den Schreibprozess nicht, weil er das Gefühl habe, sein zu bearbeitendes Thema absolut beherrschen zu müssen. Leider habe er als Thema die Auseinandersetzung mit dem Philosophen Wittgenstein gewählt – über den unablässig neue Abhandlungen geschrieben würden. Seit zehn Jahren häufe er immer neue Texte an, die er für seine Dissertation eigentlich durcharbeiten müsste. Schließlich sei er zu dem Schluss gekommen, dass er eine psychische Blockade habe, die ihn am Vollzug der *Rites de Passage* zur Erlangung seines Doktorgrades hindere. Ein Jahr lang habe er – erfolglos – versucht, mit Unterstützung eines Psychoanalytikers die Ursachen seines Problems zu verstehen, und danach beschlossen, zu mir zu kommen, damit ihm wirklich effektiv geholfen werde.

Nachdem ich den Schilderungen des Patienten aufmerksam zugehört hatte, erzählte ich ihm, dass auch ich ein großer Bewunderer Wittgensteins sei, und fing an, die logisch-philosophischen Positionen dieses Autors zu diskutieren. Wir setzten unsere angenehme Unterhaltung eine Weile fort, bis ich sagte: »Ich freue mich, dass wir ein gemeinsames interessantes Thema haben, aber ab sofort bis zur nächsten Woche denken Sie darüber nach, wie der letzte Satz Ihrer Dissertation über Wittgenstein heißen soll. Ich meine, die allerletzte Zeile Ihrer Doktorarbeit über Wittgenstein. Sie denken darüber nach, schreiben den Satz auf und bringen ihn mit zu mir. Ich bin sehr gespannt darauf, wie der Satz lauten wird.«

Zur nächsten Sitzung brachte der Patient den letzten Satz seiner Dissertation mit: »Schulden werden immer im Voraus bezahlt.« Ich war beeindruckt, dass er dieses großartige Zitat als Schlusssatz seiner Doktorarbeit gewählt hatte. »Das ist wirklich schön!«, sagte ich. »Jetzt verlange ich von Ihnen, dass Sie sich die letzte Seite Ihrer Dissertation ausdenken, den Text unmittelbar vor diesem wunderbaren letzten Satz.«

Zur nächsten Sitzung brachte der Patient die letzte Seite seiner Doktorarbeit mit. Ich las sie vor seinen Augen durch und kommentierte den Text, wobei ich ihn um die Klärung einiger Punkte bat. Er erwiderte, dass diese Punkte in den vorangehenden Seiten geklärt würden. »Sehr gut«, sagte ich, »ich bin richtig gespannt darauf, diese vorangehenden Seiten zu lesen, wo ich Ihre Erklärungen zu diesen Schlussfolgerungen finden werde. Bringen Sie sie das nächste Mal mit.«

In der darauffolgenden Sitzung bekam ich das Schlusskapitel seiner Dissertation (etwa zehn Seiten) vorgelegt, und wieder las ich den Text in Anwesenheit des Patienten durch, gab meine Kommentare dazu und stellte Fragen.

Innerhalb von drei Monaten hatte er die gesamte Doktorarbeit von Anfang bis zum Ende fertig und schrieb den ersten Satz des Textes ganz zum Schluss.

An diesem Fallbeispiel kann man zeigen, dass es manchmal hilfreich ist, die Dinge einfach andersherum anzugehen. Die Strategie bestand auch darin, diejenigen psychischen Mechanismen zu blockieren, mit denen der Patient wiederum seine eigene Leistungsfähigkeit blockiert hatte.

Durch die Anstrengung, seine Doktorarbeit zu Papier zu bringen, indem er die normale Reihenfolge umkehrte, was bestimmt keine leichte Aufgabe war, wurde die Aufmerksamkeit von seinem pathogenen »Lösungsversuch« abgelenkt, eine auf dem allerneuesten Stand befindliche Arbeit anzufertigen.

Ein Hochseilartist sollte nicht über etwas sinnieren, wenn er sich gerade auf dem Seil befindet. Dass der Patient seine Dissertation vom Ende her schrieb, war ein argumentativer Drahtseilakt und konnte als solcher seine Grübeleien unterbinden. »Ein voller Geist trifft auf einen leeren Geist«, wie es im Tao heißt.

3. »Strategische Selbsthilfe«: Therapeutische Selbsttäuschung

Alle unsere Rachegefühle entstehen daher, dass wir uns selbst nicht erfüllen können, weil wir unter unserem Niveau bleiben. Das werden wir den anderen *niemals verzeihen. (Cioran 1995, S. 44; Hervorh. im Orig.)*

»Das habe ich getan«, sagt mein Gedächtnis. »Das kann ich nicht getan haben« – sagt mein Stolz und bleibt unerbittlich. Endlich – gibt das Gedächtnis nach. (Nietzsche, »Jenseits von Gut und Böse«)

Es sollte klargeworden sein, dass man seine Probleme selbst konstruiert und aufrechterhält und dass die Intervention eines Experten helfen kann, solche Probleme innerhalb kurzer Zeit zu lösen. Doch es gibt noch einen anderen wichtigen Aspekt, den ich thematisieren möchte: die Tatsache nämlich, dass menschliche Fähigkeiten in beide Richtungen aktiv sind. Was im Allgemeinen gut für einen Menschen ist, kann in manchen Situationen sehr schlecht für ihn sein, und – umgekehrt – was im Allgemeinen schlecht für ihn ist, kann manchmal zu etwas Gutem führen.

Da wir Menschen unsere Realität selbst erzeugen, können wir – in Grenzen – der Realität auch eine funktionale und positive Ausrichtung geben. In diesem Kapitel geht es um die Frage, wie wir als Individuen eigenständig therapeutische Realitäten konstruieren können.

Wie an den geschilderten Fallbeispielen deutlich wurde, spielt dabei die Selbsttäuschung eine wichtige Rolle und ist bei der Frage zu berücksichtigen, wie wir unsere eigenen Fallen konstruieren, in die wir dann tappen und aus denen wir uns von allein nicht befreien können. Bis jetzt stand fast ausschließlich die Frage im Vordergrund, *wie* man Menschen helfen kann, sich aus ihren psychischen Fallen zu befreien. Im Folgenden behandeln wir die Fragen danach, wie man es vermeidet, solche Fallen überhaupt zu konstruieren; wie man es vermeidet, in solche Fallen zu tappen, wenn man bereits welche aufgestellt hat; und wie man sich aus solchen Fallen aus eigener Kraft befreit – vorausgesetzt, sie bilden keinen allzu dichten Verhau. Die Antwort auf diese Fragen ist die, dass wir die von uns als *therapeutische Selbsttäuschung* bezeichnete Technik anwenden, d. h. dass wir die menschliche Fähigkeit, Vorstellungen von Realität zu konstruieren, nutzen, um mithilfe solcher Vorstellungen dysfunktionale Einstellungen und Beziehungen zu verändern.

Um es gleich vorwegzunehmen: Die folgenden Vorschläge sind nur dann empfehlenswert, wenn das präsentierte Problem nicht so kompliziert und hartnäckig ist, dass die Hilfe eines auf die jeweilige Störung spezialisierten Experten benötigt wird. Ob dies der Fall ist, lässt sich relativ leicht feststellen. Wenn wir nach ein paar Versuchen der therapeutischen Selbsttäuschung merken, dass ein Patient auf diese Technik nicht anspricht und seine Situation sich verschlechtert, suchen wir nach Orientierungshilfen von außen, damit wir die erwünschte Veränderung erzielen können. Diese Wachsamkeit, die unseren eigenen Lösungsversuchen und ihrer potenziellen Dysfunktionalität gilt, ist ein entscheidender erster Schritt, wenn wir nach der Logik der Selbsttäuschung als Selbsthilfestrategie zu arbeiten beginnen.

Über die Fähigkeit des Menschen, sich um eines besseren Lebens willen selbst zu täuschen, ist schon viel geschrieben worden. Selbsttäuschung ist meistens mit einer Art Schuldgefühl verknüpft, als ob hinter diesem unvermeidlichen Prozess eine Erbsünde stünde, von der man erlöst werden wollte. Solch unerbittliche Positionen in Sachen Selbsttäuschung hängen natürlich mit den Bollwerken des absoluten Denkens zusammen, das den Nutzen der Erkenntnis und die gewissenhafte Beachtung der »Wahrheit« predigt. Deshalb darf das Ausmaß der philosophischen Raserei nicht überraschen, die sich gegen solche psychischen Prozesse richtet, die der Macht der Orthodoxie der *Wahrheit* völlig den Boden entziehen können und solche Ansichten favorisieren, die *hilfreich* oder funktional sind.

Wichtige neuere Entwicklungen, z. B. die Abkehr vom »Wahrheitsbegriff« und die Hinwendung zur »Wahrscheinlichkeit« in der Wissenschaft oder die Abkehr von der »korrekten« mathematischen Logik und die Hinwendung zur »funktionalen« mathematischen Logik, sollten bedacht werden. Ansonsten begehen wir genau den Fehler, vor dem Friedrich Nietzsche in seinem Werk *Morgenröte* warnt (Hervorh. im Orig.):

»*Wir sind alle nicht das,* als was wir nach den Zuständen erscheinen, für die wir allein Bewusstsein und Worte – und folglich Lob und Tadel – haben; wir *verkennen* uns nach diesen gröberen Ausbrüchen, die uns allein bekannt werden, wir machen einen Schluss aus einem Material, in welchem die Ausnahmen die Regel überwiegen, wir verlesen uns in dieser scheinbar deutlichsten Buchstabenschrift unseres Selbst. *Un-*

sere Meinung über uns aber, die wir auf diesem falschen Weg gefunden haben, das sogenannte ›Ich‹, arbeitet fürderhin mit an unserem Charakter und Schicksal.«

Der Mensch kann seine Beziehung zu sich selbst nicht darauf gründen, dass er nach der »Wahrheit« über sich selbst sucht. Er kann nur die Selbsttäuschungen zu konstruieren versuchen, die für ihn am hilfreichsten sind. Deshalb muss er vermeiden, Mutmaßungen über seinen Charakter so zu nehmen, als ob sie definitiv wahr wären; sie könnten ihn andernfalls zur Konstruktion von Überzeugungen führen, die zu sich selbst erfüllenden Prophezeiungen werden und sich ganz konkret auf sein Dasein auswirken.

Jon Elster (1986, 1987) ist vor einigen Jahren der Frage nachgegangen, wie sich auf der Selbsttäuschung beruhende Überzeugungen zu persönlicher Selbstverwirklichung verhalten. Dabei beginnt er mit einer sorgfältigen Untersuchung der philosophischen und psychologischen Literatur zum Thema Selbsttäuschung. Er distanziert sich von traditionellen Positionen, die besagen, dass die Selbsttäuschung auf eine Willensschwäche oder schlechte Impulskontrolle zurückgeht. Unter Berufung auf Studien von George Ainslie (1986) definiert Elster die Selbsttäuschung als Tendenz des Menschen, im Prozess der Herausbildung seiner Überzeugungen die Realität mit seinen persönlichen Wünschen gleichzusetzen.

Wenn ich mir z. B. einreden möchte, dass etwas wahr ist, kann ich das gedanklich ständig wiederholen, zu Papier bringen und es vor anderen auf unterschiedliche Weisen aufsagen, bis sie von dieser Sache ebenfalls überzeugt sind. Wenn es mir gelingt, sowohl andere als auch mich selbst zu überreden, habe ich gedanklich eine feste Überzeugung konstruiert. Dieser Vorgang funktioniert unabhängig davon, ob die Annahme positiver oder negativer Natur ist. Eingefleischte Pessimisten versuchen, andere immer davon zu überzeugen, dass die Dinge anders sind, als sie sein sollten; wenn die anderen dann von den depressiven Sichtweisen überzeugt sind, hat die depressive Person ihre Bestätigung und Verstärkung. Weitere Beispiele dafür sind Gruppen von Menschen, die sich gegenseitig ihre Gemeinsamkeit in bestimmten Lebensaspekten bestätigen: Alleinstehende, die sich gemeinsam über die Vorzüge freuen, nicht in einer Paarbeziehung leben zu müssen; Anhänger einer Sekte, die sich wechselseitig der Tugenden ihres Glaubens versichern; und so weiter. Für die Kommunikation zwischen Menschen gilt generell, dass die meisten dazu neigen, die anderen von den eigenen Selbsttäuschungen überzeugen zu wollen.

Elster definiert Selbsttäuschung als eine Art »motivierter Irrationalität«, die in der Neigung des Menschen, die Realität so zu verändern, dass sie zu seiner Weltsicht passt, ihren Urgrund hat. Dadurch tue sich ein ganzes Universum von Möglichkeiten auf, die Mechanismen der Selbsttäuschung zu nutzen, um auf strategischem Wege Veränderungen herbeizuführen.

Ein in der Philosophiegeschichte berühmter Präzedenzfall ist das von Blaise Pascal verfasste Werk *Pensées (Gedanken)*. Pascal wollte die den irdischen Freuden und Leidenschaften verfallenen Menschen in den Schoß des Christentums zurückholen. Statt sich physischer oder metaphysischer Beweisführungen zu bedienen, wie dies andere Philosophen vor ihm getan hatten, nutzte Pascal psychologische Argumente. Das bemerkenswerteste davon ist die »Wette«, die er den Menschen anbot. Niemand, so behauptete er, würde eine Wette ausschlagen, wenn er wisse, dass sein potenzieller Verlust in jedem Fall sehr viel kleiner sein werde als sein potenzieller Gewinn. Wenn die Menschen an Gott glaubten und Gott tatsächlich nicht existiere, hätten sie nichts verloren; wenn sie aber an Gott glaubten und Gott tatsächlich existiere, hätten sie das ewige Leben gewonnen. Für wen wäre es nicht vorteilhaft, an Gott zu glauben, wenn man an den enormen Ertrag denkt, der im Falle der gewonnenen Wette winkt?

Nach Pascals These kann jeder, der zwischen Glauben und Unglauben schwankt, die für ihn vorteilhafteste Option selbst bestimmen, wenn er die logisch anmutende Wahrscheinlichkeit berechnet. Durch diese subtile rhetorische Strategie hat der Einzelne den Eindruck, eine Entscheidung getroffen zu haben, ohne von außen manipuliert worden zu sein. Pascal unterbreitet den Menschen sein Angebot nicht in Form einer Direktive, sondern formuliert es als Frage. Der Effekt dieser Operation ist mit der Wirkung eines Schneeballs vergleichbar, der den verschneiten Hang hinunterrollt und sich schließlich zur Lawine entwickelt.

In den *Pensées* (Serie XXVI, 737/10) schreibt Pascal: »Man überzeugt sich gewöhnlich besser mit den Gründen, die man selbst gefunden hat, als mit denjenigen, die anderen eingefallen sind.« Die Ratschläge, die Pascal denjenigen gibt, die sich zwar für den Glauben »entscheiden«, an Gott zu glauben aber als schwierig empfinden, haben eine Ähnlichkeit mit einigen Techniken, die wir in diesem Buch besprochen haben. Pascal empfiehlt diesen Personen, eine manipulative Form der Selbsttäuschung anzuwenden und so zu handeln, *als ob* sie bereits gläubig seien: »Geht zur Kirche, kniet nieder, betet, ehrt die Sakramente; tut so, als ob ihr glaubtet; und der Glaube wird sich bald einstellen.«

Die Leser und Leserinnen haben bestimmt gemerkt, dass Pascals Überzeugungsmanöver und die in Kapitel 2 an Fallbeispielen demonstrierten therapeutischen Techniken Ähnlichkeit miteinander haben. Unsere Techniken beruhen tatsächlich auf Pascals Lehre. Wenn wir immer wieder so handeln, *als ob* unsere Realität so wäre, wie wir sie uns wünschen, obwohl wir genau das Gegenteil beobachten müssen, sehen wir die Dinge schließlich so, wie wir sie zu sehen wünschen. In diesem Prozess ist es so, dass das, *was wir gerne hätten*, einen entscheidenden Einfluss ausübt auf das, *was ist*.

Solche Prozesse der Selbsttäuschung lassen sich erfolgreich nutzen, wenn Wahrnehmungen und Reaktionen konstruiert werden sollen, die für das Leben eines Menschen funktional (oder so funktional wie möglich) sind. Ausgezeichnete Beispiele für derlei Vorgänge finden sich in Untersuchungen über das Phänomen der *sich selbst erfüllenden Prophezeiung*. In vielen sozialpsychologischen experimentellen Studien ist schon gezeigt worden, dass die Erwartung, der zufolge etwas Bestimmtes eintreten wird, die erwartungsvolle Person dazu veranlasst, so zu handeln, als ob sie das erwartete Ereignis hervorbringen wollte.

Manchmal entspricht das hervorgebrachte Ereignis exakt dem, was die betreffende Person eigentlich vermeiden wollte. Ein brillantes Beispiel gibt der Erkenntnisphilosoph Karl Popper (1994), der die Tragödie des Ödipus noch einmal untersucht und feststellt, dass Freud seine These vom Ödipuskomplex dadurch entwickeln könne, dass er einen Teil der ursprünglichen Geschichte vergesse oder auslasse. (Dieser Befund ist meiner Auffassung nach ein ausgezeichnetes Beispiel für Freuds Selbsttäuschung. Ich meine, dass Freud in Aischylos' Drama das fand, was er suchte, um seine früheren Hypothesen oder Überzeugungen zu belegen.)

Popper stellt fest, dass die tragische Geschichte mit einer Prophezeiung beginnt, die Laios, der Vater von Ödipus, durch das Orakel von Delphi bekommt: »Dein Sohn wird dich töten und deine Frau besitzen.« Da Laios glaubt, dass die Prophezeiung sich bewahrheiten wird, versucht er, ihre Erfüllung zu verhindern: Er setzt seinen Sohn im Wald aus und bindet seine Füße zusammen, so dass er nicht weglaufen kann, ohne sich zu verletzen. Der junge Ödipus wird gerettet und von einer Königin erzogen, die er später heiratet. Er und die Königin führen Krieg gegen Laios, von dem Ödipus nicht weiß, dass er sein Vater ist. Ödipus tötet Laios im Kampf und übernimmt sein Reich. So kommt es dazu, dass Ödipus zum Besitzer seiner eigenen Mutter wird. Diese enthüllt ihrem Sohn später die ganze Wahrheit. Nachdem Ödipus diese tragische Geschichte vernommen hat, blendet er sich, weil er nicht sehen will, was er getan hat.

Die Prophezeiung, an die Laios glaubte, erfüllte sich durch alle seine Handlungen, die er vollzog, um die Erfüllung der Prophezeiung zu verhindern.

In einer glänzenden Abhandlung zu diesem Thema beschreibt Paul Watzlawick (1981) mehrere Möglichkeiten, wie sich *positive* Prophezeiungen durch einen heilsamen Prozess der Selbsttäuschung selbst erfüllen können.

Der Mathematiker Newton da Costa (1989, 1990) hat sehr viel zum Thema der parakonsistenten Logik geschrieben, d. h. über die Arten von Logik, bei der die Rationalität das Rationale übersteigt. Da Costa hat strenge mathematische Modelle entwickelt, die sich mit der Konstruktion von Überzeugungen durch Prozesse der Selbsttäuschung befassen. Meiner Ansicht nach gibt er die außergewöhnlichsten Beispiele dafür, wie irrational anmutende Phänomene – z. B. das Paradoxon, der Widerspruch und die Selbsttäuschung – als handfeste Instrumente dafür benutzt werden können, logische Modelle zu konstruieren, die auf einem modernen Rationalitätsbegriff beruhen, der über die Begrenzungen des strengen aristotelischen und cartesianischen Denkens hinausreicht.

Nach der aristotelischen Logik sind Dinge entweder wahr oder falsch, eine dritte Möglichkeit ist ausgeschlossen. Dieses Denkschema ist der Ursprung des »Satzes vom Nichtwiderspruch« und besagt, dass Phänomene, damit sie wahr sein können, weder widersprüchlich noch paradox noch selbsttrügerisch sein dürfen.

Die traditionelle Philosophie und Psychiatrie haben in einer eigenwilligen Transponierung dieses Nichtwiderspruchssatzes den Schluss gezogen, dass die psychische Gesundheit eines Menschen identisch sei mit der Überwindung seiner inneren Widersprüche, *als ob* das Erreichen eines Zustands innerer Kongruenz und Konsistenz identisch sei mit Wohlbefinden. Ich frage mich, ob dies nicht ein weiteres großartiges Beispiel für Selbsttäuschung ist.

Dieses starr rationalistische Denken ist seit der Klassik immer wieder infrage gestellt und widerlegt worden. Hier genügt, das *Paradox des Lügners* zu erwähnen, der erklärt: »Ich lüge.« Lügt er nun, oder sagt er die Wahrheit? Dieses und viele andere logische Dilemmata haben in der modernen Philosophie und Logik dazu geführt, dass man über den traditionellen Rationalismus hinausgeht und nach neuen Denkweisen sucht.

Die Entwicklungen in der Kybernetik (von Foerster 1991) haben klar gezeigt, dass die Beobachtung nie unabhängig vom Beobachter ist und dass die Beobachtungen des Beobachters immer von seinen Überzeugungen beeinflusst sind. Entsprechend wird in der Experimentalpsychologie davor gewarnt, dass man es als Forscher nie mit nur *einem einzigen Effekt* zu tun hat und dass sich die Erwartungshaltung des Experimentators durchaus auf die Ergebnisse eines Experiments auswirken können.

Robert Rosenthal und Lenore Jacobson (1971) haben in ihren berühmten Experimenten Folgendes demonstriert: Wenn den Experimentatoren gesagt wird, dass eine bestimmte Gruppe von Labormäusen einen geringen Intelligenzgrad hat, erbringen die Mäuse in dem Experiment eine tendenziell geringe Leistung. Wenn dieselben Mäuse den Forschern als hochintelligente Tiere präsentiert werden, erbringt dieselbe Gruppe tendenziell ausgezeichnete Leistungen. Entsprechendes passiert, wenn Mäuse, die in Intelligenztests zuvor hohe Werte hatten, den Experimentatoren aber als wenig intelligent präsentiert werden: Die Mäuse schneiden in den Intelligenztests schlecht ab. Ähnliche Experimente, in denen die Autoren dem Verhältnis zwischen Schülern und Lehrern nachgegangen sind, haben gezeigt, dass die Erwartungen der Lehrer hinsichtlich der Leistungen der Schüler einen signifikanten Einfluss darauf haben, mit welchen Ergebnissen die Schüler bei Leistungstests abschneiden.

Ein ähnlicher Mechanismus der Selbsttäuschung ist der bekannte *Placeboeffekt*, der positive Auswirkungen zeitigt. Wenn man einem Patienten sagt, dass die verschriebene Zuckerpille ein Medikament mit ganz spezifischen Wirkungen ist, wird die Pille genau diese Wirkungen möglicherweise auch haben. Der entscheidende Punkt ist dabei der, dass der Patient glaubt, ein ganz bestimmtes Medikament einzunehmen. Solcherlei Phänomene lassen sich z. B. häufig bei Personen beobachten, die unter Schlafstörungen leiden.

Daran zeigt sich, dass Selbsttäuschungen nicht nur die Überzeugungen eines Menschen und sein daraus resultierendes Verhalten beeinflussen, sondern bis in die physischen Reaktionen seines Organismus hineinwirken. Deshalb ist es umso wichtiger, dass man der Frage nachgeht, inwieweit Prozesse der Selbsttäuschung ein Instrument zur Eigenbehandlung bestimmter Störungen sein können.

Auf der Grundlage dieser Überlegungen und der Tatsache, dass – wie erwähnt – die Suggestion durch die Kommunikation mit Patienten einen beträchtlichen Teil meiner klinischen Erfahrungen ausmacht, interessiere ich mich seit einigen Jahren speziell für die Möglichkeit, die Logik der Selbsttäuschung als eine Strategie der Selbsthilfe zu nutzen. Experten auf dem Gebiet der Hypnose wissen, dass die Suggestion bzw. Hypnose, die von außen induziert wird, immer auch ein Phänomen der Selbstsuggestion und der Selbsthypnose initiiert. Deshalb stößt die verordnende Kommunikation in Form einer suggestiven bzw. hypnotischen therapeutischen Verschreibung, wie sie in Kapitel 2 dargestellt wird, im Patienten einige selbsttrügerische Mechanismen an, die dann zu konkreten Veränderungen führen. Unsere Verordnungen machen sich keine Eigenschaften des Patienten zunutze, die dieser nicht schon hat, und lösen Mechanismen aus, die in ihm therapeutische Phänomene der Selbsttäuschung mobilisieren. Von daher gesehen, muss es möglich sein, ein Modell für die Logik der therapeutischen Selbsttäuschung zu konstruieren, auch wenn seine Anwendung vielleicht komplexer ist.

Manche Autoren – beispielsweise die strikten Anhänger der systemischen Schule – halten ein solches Modell für unmöglich, weil ein Subjekt immer innerhalb von Systemen existiere und diesen nicht entkommen könne, um retroaktiv Veränderungen einzuleiten, die dann zur realen Veränderung führten. In ihrer Verpflichtung auf die traditionelle systemische Theorie unterschätzen diese Autoren meiner Ansicht nach die Wirkungen, die der auf sich selbst reflektierende Geist hat. Anders ausgedrückt: Sie unterschätzen die menschliche Fähigkeit, durch Reflexion und Fantasie effektive virtuelle Realitäten zu konstruieren. Solche virtuellen Realitäten stellen auf wirksame Weise Möglichkeiten dar, dem jeweiligen System zu entkommen, und können zu neuen Wahrnehmungen und Reaktionen führen.

Es stimmt, dass man sich nicht wie in der von Watzlawick (1990) benutzten Metapher des Barons von Münchhausen mit der rechten Hand am eigenen Zopf – das Pferd fest zwischen beide Knie gepresst – selbst aus dem Sumpf ziehen kann. Doch es lässt sich vermeiden, dass man überhaupt in den Sumpf gerät. Bevor ein Mensch einen pathologischen Zustand erreicht, durchläuft er viele Abstufungen bezüglich Schwierigkeit und Schwere der Probleme. Selbstheilung ist natürlich unmöglich, wenn ein Problem gravierend ist. Solange aber die Schwierigkeit noch nicht in einem starren Muster von Wahrnehmungen und Reaktionen festhängt, ist es nicht nur möglich, sondern wünschenswert, Strategien der therapeutischen Selbsttäuschung anzuwenden; denn wenn diese Techniken funktionieren, gewinnt die betreffende Person Selbstvertrauen, Selbstachtung und Fertigkeiten der effektiven Problemlösung.

Im Folgenden zähle ich noch einmal die oben beschriebenen Suggestionen auf, die ich aus meiner praktischen Arbeit mit dem strategischen Modell der Problemlösung im Rahmen psychotherapeutischer Behandlungen entwickelt habe und die sich als Modell der Selbsthilfe eignen.

3.1 Auf bisherige Lösungsversuche achten

Das erste Manöver der strategischen Selbsthilfe besteht darin, dass man darauf achtet, welche Reaktionen und Einstellungen sich tendenziell wiederholen, die in der Vergangenheit immer wieder bei bestimmten Problemen angewendet worden sind.

Natürlich müssen sowohl die Lösungsversuche beobachtet werden, die funktioniert haben, als auch diejenigen, die nicht wirksam gewesen sind. Das Wichtigste aber ist herauszufinden, welche dieser Lösungsversuche immer wieder unternommen werden. Dies wirkt vielleicht wie eine recht zwingende Anweisung; doch der Zweig der Psychologie, der sich mit den Prozessen menschlicher Problemlösungen befasst, streicht den Umstand heraus, dass der menschliche Geist dazu neigt, Strategieskripte zu konstruieren, und dass diese Skripte sich auch dann wiederholen, wenn man mit einem anderen Problemtypus konfrontiert ist.

Wie Henry Laborit (1982) mit seinen Experimentalstudien gezeigt hat, konstruiert das menschliche Gehirn syntaktische Schaltkreise zu den Skripten für Verhaltensreaktionen auf spezifische Situationen, denen der Organismus in der Vergangenheit schon einmal begegnet ist. Diese Schaltkreise arbeiten folgendermaßen: Wenn der Organismus mit Situationen konfrontiert ist, die denjenigen in der Vergangenheit erlebten gleich oder ähnlich sind, werden unabhängig von kognitiver Begründung oder von Erwartungen spontan Reaktionen aktiviert.

Es dürfte für niemanden allzu schwierig sein zu erkennen, wenn er gewohnheitsmäßig immer wieder die gleichen Strategien der Problemlösung anwendet. Doch die Tendenz als solche ist nicht pathogen. Wie in Kapitel 1 erläutert, entstehen Pathologien dann, wenn die Szenarios erstarren und man sie nicht mehr ändern kann, selbst wenn ihr Scheitern offenkundig ist. Deshalb besteht der erste Schritt darin, sich die üblichen »Lösungsversuche« bewusstzumachen.

3.2 Die Zahl der Lösungsmöglichkeiten erhöhen

Wenn man einmal seine gewohnheitsmäßigen Lösungsversuche erkannt hat, besteht der nächste Schritt darin, eins der Probleme genauer zu überprüfen und – neben der Lösung, die einem spontan einfällt – mindestens fünf weitere mögliche Lösungsstrategien zu suchen. Dies klingt vielleicht nach einer einfachen Prozedur; aber die Leser und Leserinnen sollten dieses Experiment einmal selbst ausprobieren.

Es ist alles andere als leicht, fünf verschiedene Möglichkeiten zu finden, wie man mit ein und demselben Problem umgehen kann. Bei meinen Studenten habe ich beobachtet, dass sie noch relativ leicht auf drei Lösungen kommen; wenn sie sich aber mindestens fünf Lösungen ausdenken müssen, erweist sich dies meistens als schwieriges Unterfangen.

Wenn einem keine weiteren Alternativlösungen mehr einfallen, hilft besonders gut die Überlegung, wie eine andere Person, die man kennt, die problematische Situation betrachten und darauf reagieren würde. Dabei denkt man sich am besten in die Perspektive dieser Person hinein. In den meisten Fällen wird die Fähigkeit, über Alternativlösungen nachzudenken, durch dieses einfache Strategem entblockt.

Sobald mindestens fünf verschiedene mögliche Strategien identifiziert sind, wendet man sofort die erste Strategie an und beobachtet, welchen Effekt sie hat. Wenn sie nicht innerhalb kurzer Zeit Wirkung zeigt oder wenn die Konsequenzen unerwünscht sind, ersetzt man die erste Strategie durch die zweite und fährt auf die gleiche Weise fort. Dieses einfach anmutende, aber anstrengende Gedankenspiel schützt einen vor der psychischen Falle, an ein und derselben Strategie festzukleben; denn, wie schon erwähnt, wir Menschen sind für eine solche Falle prädisponiert. Ein Vorgehen wie dieses führt außerdem dazu, dass die Vorstellungskraft an Kreativität und Flexibilität gewinnt.

3.3 Auch Großes besteht aus vielen kleinen Dingen

Angesichts eines Problems fühlt man sich oft machtlos, weil es als allzu kompliziert erlebt wird. Wenn mehrere Probleme miteinander verschränkt sind, erscheint ihre Bewältigung manchmal als etwas Unmögliches, weil es einfach zu viele sind.

In solchen Fällen sollte man daran denken, dass selbst die größten Dinge aus vielen kleinen Dingen bestehen. Diese Einsicht gilt sowohl für Objekte in der Natur als auch für psychische und soziale Phänomene.

Noch wichtiger ist folgende Überlegung: Wenn in einem noch so komplexen und feingegliederten System auch nur die kleinste Veränderung vorgenommen wird, setzt diese Veränderung eine Kettenreaktion in Gang, die das Gleichgewicht des gesamten Systems ins Wanken bringt. Folglich tut man gut daran, sich auf die kleinste, aber konkrete Veränderung zu konzentrieren, der anschließend die nächste kleine Veränderung folgt – bis die Summe der kleinen Veränderungen zu der großen Veränderung führt. Mit anderen Worten, wir gehen hier nach folgendem Strategem vor: »Die feindlichen Truppen zuerst auseinanderjagen und dann in kleinen Gruppen angreifen, so dass man immer in der Überzahl ist.«

Abgesehen davon, dass mithilfe dieses Vorgehens eine wirksame Veränderung in der problematischen Situation möglich und leichter zu erreichen ist, werden auch die ursprüngliche Angst und das Gefühl der Machtlosigkeit gedämpft. Dadurch wird von Anfang an der Glaube an einen abschließenden Erfolg gestärkt.

3.4 Die Technik des Bergführers

Damit ist eine Methode gemeint, die von erfahrenen Bergführern angewendet wird, wenn sie Kletterexpeditionen vorbereiten. Statt die Suche nach der optimalen Route am Fuße des Berges zu starten, beginnen sie auf dem Gipfel und arbeiten sich nach unten durch, wobei sie jede Strecke des Wegs genau untersuchen, bis sie schließlich das Basislager erreichen. Dies hat sich im Hinblick auf ihr Ziel, die leichteste Route zum Gipfel zu bestimmen, als das effektivste Vorgehen erwiesen.

Wenn man ein komplexes Problem zu lösen hat und eine leistungsstarke und wirksame Strategie entwickeln will, ist es hilfreich, an dem gesteckten Ziel zu beginnen und sich die letzte Strecke vor dem Ziel vorzustellen; danach malt man sich die Strecke vor der letzten Strecke vor dem Ziel aus und so weiter, bis der Ausgangspunkt erreicht ist. So wird die Gesamtstrecke stufenweise in mehrere Etappen aufgeteilt. Das heißt, dass der Weg zum Endziel in sukzessiv abzuarbeitende Abschnitte mit jeweiligen Feinzielen zerlegt wird.

Diese mentale Technik macht es der betreffenden Person eindeutig leichter, die zuvor beschriebene Strategie anzuwenden, wonach die Bewältigung eines Problems damit beginnt, dass man die kleinstmögliche Veränderung zu bewirken versucht.

Bis jetzt haben wir einige Vorschläge gemacht, wie man im Rahmen der Selbsthilfe ein funktionales Projekt zur Veränderung konstruieren oder eine Strategie zur Lösung eines Problems entwickeln kann. Auf den folgenden Seiten beschreiben wir eine Reihe von Techniken, die man sich selbst verschreiben kann, um blockierte Emotionen und Wahrnehmungen aufzulösen. Diese Strategien bewegen sich auf der Ebene der gedanklichen Konstruktion von Taktiken und Techniken der Selbsttäuschung, d. h., es sind Abfolgen von Gedanken und Handlungen, mit deren Hilfe ein zuvor bestimmtes Endziel erreicht werden soll.

3.5 Wie lässt sich die Situation noch schlimmer machen?

Diese Technik ist oftmals der erste notwendige Schritt, soll eine Veränderung in den aktuellen Reaktionen herbeigeführt werden. Sie besteht darin, dass man sich ein paar Tage lang immer wieder überlegt: »Was könnte ich tun, damit die Situation noch schlimmer wird? Wie könnte ich es erreichen, dass ich das Problem wirklich steigern kann? Was sollte ich mir vorstellen bzw. nicht vorstellen, damit die Lage noch gravierender wird?« Wenn man sich in einer schwierigen, scheinbar unauflösbaren Situation solche Fragen stellt, ist man gezwungen, seine strategischen Konstruktionen auf die Verschlechterung der Situation zu richten und nicht auf ihre Besserung. Die Wirkung ist meistens zweifacher Natur:

a) Die betreffende Person identifiziert mehrere Denk- und Handlungsweisen, die zur Verschlechterung der Situation beitragen würden. Dadurch wird ihr gezeigt, welche Aktionen und Überlegungen vermieden werden müssen. Dies ist an sich schon eine Möglichkeit, »Lösungsversuche« abzublocken, die das Problem erhalten oder verkomplizieren.

b) Wenn die Vorstellungskraft dazu angespornt wird, die Probleme komplizierter zu machen, reagiert die betreffende Person damit, dass ihr alternative Lösungen einfallen, über die sie vorher nie nachgedacht hat. Dies ist ein bekannter Effekt, wenn der innere Dialog eines Menschen mit seinem Selbst der paradoxen Logik folgt. Bei vielen in diesem Buch beschriebenen Techniken nutzen wir die Selbstreflexion mithilfe des inneren Dialogs (ein Merkmal des Sich-bewusst-Seins), um Veränderungen zu erreichen.

Vor etwa 4000 Jahren sagte Laotse: »Wenn du etwas geradebiegen willst, versuche erst einmal, es noch mehr zu krümmen.«

3.6 Ein problemfreies Szenario entwerfen

Diese Technik kennt vielerlei Spielarten. Das Ziel besteht darin, seine Aufmerksamkeit von der problematischen Gegenwart abzuziehen und sich auf eine Zukunft ohne das momentane Problem zu konzentrieren. Dabei malt man sich reale Situationen aus, verlegt diese in eine Zukunft, in der die augenblickliche Schwierigkeit nicht vorhanden ist, und versucht, sich vorzustellen, wie die eigenen Wahrnehmungen, Gedanken und Handlungen in diesem Kontext beschaffen sein würden.

Es gibt mehrere fantasievolle Methoden, wie sich diese Technik in die Praxis umsetzen lässt. Steve de Shazer (1989a) schlägt die »Wunderfrage« vor: »Stellen Sie sich vor, Sie wachen morgens auf und stellen fest, dass während der Nacht ein Wunder geschehen ist. Ihr Problem ist einfach verschwunden. Woran würden Sie dies merken? Woran würden Sie erkennen, dass die Dinge sich völlig verändert haben? Was würden Sie in diesem Fall tun wollen?«

Eine weniger spannungsreiche Technik ist die, dass man sich überlegt, wie das Szenario einer zukünftigen Situation – ohne das momentane Problem – tatsächlich aussehen könnte.

Der erste Effekt dieser Technik ist – unabhängig vom konkreten Vorgehen – immer suggestiver Art: eine sich selbst erfüllende Prophezeiung. Wenn man sich eine wunderbare Veränderung oder eine Situation vorstellt, in der das Problem gelöst ist, werden die Erwartungen in die Richtung genau dieser Möglichkeit gelenkt. Dieser Vorgang hat an sich schon, wie bereits erwähnt, einen therapeutischen Effekt. Der zweite Effekt dieser Technik ist der, dass die Aufmerksamkeit der betreffenden Person vom Problem abgelenkt wird, wodurch sich die gegenwärtige Spannung löst und die bis dahin unternommenen »Lösungsversuche« eingestellt werden. Dies führt zu einer spürbaren Entlastung und öffnet den Weg für alternative Wahrnehmungen und Reaktionen.

3.7 Die Technik des »Als-ob«

Die Technik des »Als-ob«, auf die wir in diesem Buch schon mehrfach eingegangen sind, steht in direktem Zusammenhang mit der soeben beschriebenen Technik, ist aber viel stärker darauf gerichtet, in die problematische Gegenwart aktiv einzugreifen. Diese Technik verlangt, dass man sich tagtäglich die Frage stellt: »Was würde ich jetzt im Moment tun bzw. was wäre heute an meinem Verhalten anders, wenn das Problem verschwunden wäre?« Aus den Antworten auf diese Frage wählt man den unwesentlichsten Aspekt aus, der einem einfällt, und setzt ihn in die Praxis um.

Wenn jeden Tag eine kleine Veränderung stattfindet, wird daraus eine Kettenreaktion, die immer weitere Veränderungen nach sich zieht, bis schließlich die früheren kontraproduktiven Weisen, das Problem wahrzunehmen und damit umzugehen, komplett umgekrempelt sind.

Diese Technik hat eine Art »Schmetterlingseffekt«, wie er aus der Katastrophentheorie (Thom 1990) bekannt ist: Der Flügelschlag eines Schmetterlings kann zu einer bestimmten Zeit an einem bestimmten Ort eine Kettenreaktion von Naturphänomenen auslösen, die Tausende von Kilometern von dem winzigen Ursprungsereignis entfernt einen Hurrikan entstehen lassen.

Außerdem führt diese Technik der Selbsttäuschung, eben weil sie auf der Hervorbringung von Handlungen beruht, *als ob* eine bestimmte Realität wahr wäre, auch wenn man genau weiß, dass dies nicht stimmt, dazu, dass der Widerstand gegen die Ausführung einmal andersgearteter Gedanken und Handlungen umgangen wird.

Eine Handlung, die auf einer Erfindung beruht, ist weitaus erfolgreicher als eine Handlung, die auf einer geglaubten Wahrheit beruht;

aber eine Erfindung, die sich ständig wiederholt, wird schließlich zur Realität.

Das magische Moment dieser Selbsttäuschung liegt darin, dass die eigene Art der Wirklichkeitskonstruktion transformiert wird und man von der Einstellung, der Realität unterworfen zu sein, wegkommt und den Eindruck gewinnt, die Realität zu beherrschen.

3.8 Die schlimmsten Fantasien entwickeln

Wenn Menschen unter etwas leiden, was schiefgelaufen ist oder sie falsch gemacht haben, oder wenn ihnen im Laufe des Lebens etwas Schreckliches passiert, neigen sie in den meisten Fällen dazu, ihr Leiden dadurch einzugrenzen, dass sie versuchen, den Vorfall verstandesmäßig zu erklären, nicht an ihn zu denken oder ihn zu vergessen. Doch die kognitive Verarbeitung emotionalen Leidens ist etwa so, als ob etwas zur Haustür hinausgeworfen würde, damit es durch das Fenster wieder hereinkommen darf. Und jedes Mal, wenn das Hinausgeworfene zurückkommt, ist es noch schlimmer als zuvor. Wenn man versucht, über etwas nicht nachzudenken, ist das die beste Methode, umso mehr darüber nachdenken zu können. Das Vergessen ist ein Phänomen, das nicht der Intention unterliegt. Wenn man etwas zu vergessen versucht, wird der Prozess des Vergessens gehemmt, und die Konsequenz ist, dass das, was man aus seinem Gedächtnis streichen will, umso länger dortbleibt.

In solchen Fällen hilft eine erstaunlich effiziente Technik: Man verschreibt sich die Aufgabe, jeden Tag nach exakten Vorgaben eine gewisse Zeit lang, wobei Anfang und Ende des Zeitraums klar festgelegt sind, einen bestimmten Ort aufzusuchen und sich auf die für einen selbst schmerzlichsten Fantasien zu konzentrieren. So ist es möglich, den Schmerz zu kanalisieren und am Ende loszuwerden. Meistens stellen sich dabei folgende Wirkungen ein:

a) Es gelingt der betreffenden Person, sich während der zugeteilten Zeit sehr elend zu fühlen. Dies entlastet sie für den Rest des Tages von ihrem Leiden und führt langsam dazu, dass der Schmerz sich verstoffwechselt und überwunden wird.

b) Es tritt der paradoxe Effekt ein, dass die betreffende Person sich während der zugeteilten Zeit nicht elend fühlen kann. Je mehr man etwas Bestimmtes zu erreichen versucht, desto eher tritt genau das Gegenteil ein. Diesen Effekt beobachtet man besonders häufig; und anhand dieses Phänomens kann man sich selbst darauf trainieren, diese Technik immer wieder von neuem anzuwenden, um die kritischsten Momente zu bekämpfen.

Dies wird dadurch erreicht, dass man sich in paradoxer Verzweiflung über seine negativen Gedanken und Gefühle übt, wenn sie in einem hochsteigen. Jedes Mal, wenn man das Gefühl hat, in einem negativen seelisch-geistigen Zustand zu ertrinken, muss man »den Grund des Sees berühren, um wieder an die Wasseroberfläche zu gelangen«.

In seinem Werk *Widersprüchliche Konturen* (1986) erzählt Emile Cioran, wie er gelernt habe, jedes Mal, wenn er auf jemanden zornig war, zu Stift und Papier zu greifen und die schlimmsten Dinge über diese Person aufzuschreiben. Und jedes Mal hätten Wut und Hass oder Niedergeschlagenheit nach einer Weile nachgelassen, bis diese Emotionen schließlich ganz verschwunden seien. Er schildert ferner, wie er es dank dieses Strategems geschafft habe, sich selbst und viele Dinge auf der Erde zu ertragen.

3.9 Das Vermeiden vermeiden

Wenn Menschen Probleme haben, neigen sie in den häufigsten Fällen dazu, genau diese Probleme zu vermeiden, oder sie versuchen, Situationen zu umgehen, in denen ihre Probleme besonders betont werden könnten.

Doch genau dadurch bestätigt man seine eigene Unfähigkeit, sich mit dem Problem auseinanderzusetzen – wie ich dies in Kapitel 1 beschrieben habe. Jede Vermeidung führt zu einer weiteren Vermeidung, mit der die vorige bestätigt und die nächste schon vorbereitet wird; doch durch genau diese Kette von Vermeidungen wird das Gefühl der betreffenden Person, unsicher und persönlich inkompetent zu sein, genährt und noch intensiviert. Deshalb muss man sich die Aufgabe verschreiben, »das Vermeiden zu vermeiden«, und diese Technik zu einer Grundregel in der Interaktion mit einer Realität machen, die man immer selbst konstruiert und mit der man sich anschließend befassen muss.

Diese Form der therapeutischen Selbsttäuschung sollte jedoch nicht verwechselt werden mit der Ermahnung, sich fortwährend selbst auf den Prüfstand zu stellen. Das wäre eine entschieden kontraproduktive Strategie. Die Aufgabe, das Vermeiden zu vermeiden, bedeutet: dass die betreffende Person eine zu ihrem normalen Leben gehörende Situation nicht umgeht, nur weil ihr davor graut, ihr vielleicht nicht gewachsen zu sein, oder weil sie befürchtet, sie könne ihr Qualen bereiten; sondern dass sie sich mit Situationen, die Angst in ihr hervorrufen, so konfrontiert, als ob dadurch Gelegenheiten geschaffen würden, neue Lernerfahrungen zu machen und persönliches Wachstum – Fehlschläge eingeschlossen – zu erleben. Genau genommen, sollte man sich davor fürchten, die Effekte des wiederholten Vermeidens als eine Ressource zu betrachten, mit deren Hilfe die Angst vor solchen Situationen überwunden werden könnte, die man gerne vermeiden möchte. Angst wird gegen Angst eingesetzt. Jede Angst wird durch eine noch größere Angst in ihre Schranken verwiesen.

Somit wird vermieden, dass die persönliche Realität konstruiert wird, was der Dichter Fernando Pessoa so beschreibt: »Ich habe jetzt die Wunden aus all den Schlachten zu tragen, die ich zu meiden versucht habe.«

3.10 Versuchen, eine bestimmte Lösung nicht zu versuchen

Manche Menschen haben, wenn sie mit einer schwierigen Situation konfrontiert sind, die Tendenz, immer intensivere Versuche und immer mehr Anstrengungen zu unternehmen, um mit ihren Schwierigkeiten fertigzuwerden. In den meisten Fällen werden dann stur und beharrlich immer wieder Lösungsversuche ausprobiert, die zu nichts führen, oder die betreffende Person stellt sich fortwährend auf den Prüfstand und sucht nach neuen Beweisen für ihre Fähigkeiten – mit dem Erfolg, dass das Bedürfnis nach solchen Beweisen und die daraus resultierende persönliche Unsicherheit wachsen. In anderen Fällen richten sich die Bemühungen der betreffenden Person auf die Kontrolle ihrer Emotionen und Impulse. Auch dies führt meistens dazu, dass man seine emotionalen Reaktionen immer weniger unter Kontrolle hat.

Interessant ist aber auch die Beobachtung, dass Menschen mit guter Impulskontrolle sehr oft in einen Kreislauf hineingeraten, in dem sie wie besessen ihre Reaktionen kontrollieren, was zu einem zwanghaften Bedürfnis nach Kontrolle – sogar über Belanglosigkeiten – führt. Wenn die Kontrolle erfolgreich ist, verliert die betreffende Person schließlich die Kontrolle über die Kontrolle, und dann wird das Ganze zur Zwangshandlung.

Mit anderen Worten: Die Selbsttäuschung, die darin besteht, dass man versucht, eine bestimmte Lösung eben nicht auszuprobieren, damit das Vertrauen in die eigenen Ressourcen gestärkt wird, kann im übertragenen Sinn mit der Geschichte des Drachen verglichen werden, der seinen wertvollsten Besitz, eine kostbare Perle, sucht. Der Drache sucht überall, in den Meeren und auf dem Land, in den Wäldern und in der Wüste, und er wird die Perle niemals finden – es sei denn, er schaut ins spiegelklare Wasser und erkennt darin, dass die kostbare Perle auf seinem Kopf genau zwischen seinen Augen sitzt.

3.11 Erinnerungsbilder hübsch rahmen und umdeuten

Welcher Mensch hat keine unangenehmen oder traurigen Erinnerungen? Wohl keiner. Allein diese simple Beobachtung sollte uns darüber nachdenken lassen, dass die Bedeutung, die man seinen schlechten – jüngeren oder weit zurückliegenden – Erinnerungen zuschreibt, im Hinblick auf die Stimmungen und geistig-seelischen Zustände eines Menschen nicht unerheblich ist.

Leider ist dieses Thema fast ausschließlich von der psychoanalytischen Warte aus untersucht und publik gemacht worden, und zwar in dem Sinne, dass »therapeutischer« Bedarf besteht (was noch unbewiesen ist) und in den Erinnerungen der Menschen nach ehemaligen »Traumata« gesucht werden muss, die zu ihren gegenwärtigen Problemen geführt haben.

Im Gegensatz dazu gibt es noch keine ausreichenden Untersuchungen über die menschliche Fähigkeit, spezifische Formen der therapeutischen Selbsttäuschung so zu nutzen, dass Erinnerungen transformiert werden und ihre positive Wirkung auf das gegenwärtige Leben eines Menschen erhalten bleibt (Madanes 1997).

Jeder Mensch verhält sich zu seinen Erinnerungen so, wie er sie sich selbst gegenüber darstellt. Diese Art der Repräsentation ist stark beeinflusst von seinen momentanen geistig-seelischen Zuständen, die ihrerseits geprägt sind von guten oder schlechten Erinnerungen. Angesichts dieser zirkulären Wechselwirkung zwischen aktuellen geistig-seelischen Zuständen und Erinnerungen kann die Technik der Selbsttäuschung dahin gehend genutzt werden, dass dieser Mechanismus in eine Richtung gelenkt wird, die für die betreffende Person am funktionalsten ist.

Eine Technik, wie man einen bejahenden Umgang mit seinen Erinnerungen pflegen kann, ist die, dass man vor seinem geistigen Auge eine Galerie mit vielen schönen Gemälden einrichtet, auf denen jeweils wichtige Themen aus der eigenen Vergangenheit abgebildet sind. In dieser Galerie gibt es natürlich einige Bilder, die als schmerzhaft empfunden werden, aber es sollte sich mindestens ein Gemälde finden lassen, das angenehme Gefühle hervorruft. Selbst in den traurigsten Erfahrungen kann man bei genauem Hinschauen in seinen weit zurückreichenden oder jüngeren Erinnerungen etwas Gutes oder Angenehmes entdecken. Genau dieser Anblick muss in den Gemälden der Erinnerung herausgehoben werden; denn wenn man ein Bild dann wieder betrachtet, sieht man in seinen Erfahrungen nicht nur das Hässliche, sondern auch etwas Schönes – und sei es noch so klein.

So entsteht vor dem geistigen Auge eine Art Galerie der eigenen Gemälde, die angenehme und unangenehme Erinnerungen darstellen; doch mit jedem Gemälde ist eine Vorstellung verbunden, die ein unmittelbares Gefühl der Freude auslöst. Mithilfe dieses Prozesses der Selbsttäuschung kann die Wirkung, die Erinnerungen auf gegenwärtige geistig-seelische Zustände haben, so umgewandelt werden, dass diese Wirkung positiv gefärbt ist.

Dazu ein Beispiel: Ein Mann hatte in jüngeren Jahren zahlreiche Liebesaffären, die jeweils eine spezifische Eigendynamik entwickelt hatten, und einige dieser Liebschaften haben bei ihm einen bitteren Nachgeschmack hinterlassen. Nun kann er sich eine Galerie der Erinnerungen einrichten und jeder Liebesgeschichte ein eigenes Gemälde zuweisen, wobei er das schönste Bild, das in seinem Gedächtnis haftengeblieben ist, mit einem Rahmen versehen kann. So wird der gelegentliche Besuch der Galerie der Erinnerungen zwar eine nostalgische, aber auch angenehme Sache, die schöne Gefühle zurückbringt und sich auf die aktuelle Stimmung sowie auf die Erinnerung an bestimmte Personen positiv auswirkt. Ich muss zugeben, dass ich von dieser Kategorie therapeutischer Selbsttäuschungen bis jetzt am häufigsten Gebrauch gemacht habe.

3.12 Ein gesunder Egoismus

Menschen werden meistens so erzogen, dass sie sich jedes Mal schuldig fühlen, wenn sie Dinge tun oder auch nur über Dinge nachdenken, die ihnen unmittelbar zum Vorteil gereichen könnten. Eine solche Reaktion ist damit zu erklären, dass egoistisches Verhalten assoziiert wird mit persönlichen Vorteilen auf Kosten eines anderen Menschen – als ob der eigene Vorteil unweigerlich mit dem Nachteil für einen anderen verbunden wäre.

Dieses Konzept hat tiefe Wurzeln in der westlichen Moraltradition und übt noch immer einen starken Einfluss darauf aus, wie wir uns selbst und unsere Handlungen wahrnehmen, und es führt zu der Auffassung, dass man ein schlechter Mensch ist, wenn man zum eigenen Vorteil ein Ziel verfolgt. Folglich übt man sich gern in gesteigertem Maße in altruistischen Einstellungen und Verhaltensweisen. Doch wenn Altruismus aus einer streng logischen Perspektive betrachtet wird, erweist er sich als nichts anderes als die umgekehrte Form von Egoismus; denn der Altruist genießt es, sich für andere Menschen aufzuopfern; und er ist zugleich derjenige, der aus seiner Aufopferung Genuss zieht.

Außerdem: Selbst wenn altruistisches Verhalten an sich eine teure Opfergabe ist, scheint seine Wirkung nicht so segensreich zu sein, wie es die westliche Moraltradition gerne hätte. So stellt Elster (1987) fest, dass altruistisches Verhalten zur Konstruktion sozialer Interaktionen führt, die auf der Tatsache beruhen, dass die einen geben und die anderen nehmen; doch der Altruist braucht Egoisten (»krankhafte« Egoisten, wie gleich zu sehen ist), die das nehmen, was er ihnen gibt. Interaktionen, an denen ausschließlich Altruisten teilnehmen, entwickeln sich zu einer unerträglichen symmetrischen Eskalation; also braucht der Altruist den Egoisten, damit er als solcher überleben kann. Demzufolge bringt die Art zwischenmenschlicher Beziehungen, die auf altruistischem Verhalten basiert, tendenziell zwei Sorten Menschen hervor: zum einen solche, die daran gewöhnt sind zu geben, ohne zu nehmen; und zum anderen solche, die daran gewöhnt sind zu nehmen, ohne zu geben. Dies führt dazu, dass solche Menschen kein Verantwortungsgefühl entwickeln.

Dies lässt sich besonders gut an der seit etwa Mitte der 1990er Jahre zu beobachtenden Entwicklung der italienischen Familie veranschaulichen. Familien zeichnen sich immer stärker dadurch aus, dass die Eltern ihre Kinder überbeschützen. Diese übermäßige Beschützung, die eine Form altruistischer Aufopferung ist, hat bei der Jugend eine Realität hervorgebracht, die auf Unsicherheit basiert und auf einem sehr niedrigen Niveau der Eigenständigkeit und des Verantwortungsgefühls angesiedelt ist. Der erfolgreiche Versuch aufseiten der Eltern, ihren Kindern den Weg ins Leben zu ebnen, indem sie alle Hindernisse beiseiteräumen und dem Nachwuchs die Schmerzen des Erwachsenwerdens ersparen, mag zwar eine heilige Berufung sein; aber ein solches Elternverhalten nimmt den Kindern die Möglichkeit, Erfahrungen bei der Überwindung von Hindernissen zu sammeln, um die eigenen Ressourcen entdecken und Selbstvertrauen entwickeln zu können.

Auf der Seite der Nehmenden führt dieser Prozess zu der Art von egoistischem Verhalten, das einer Form von Altruismus entspricht, wobei die Tendenz besteht, dass nur gegeben wird und nichts zurückkommt bzw. dass nur genommen wird und sich niemand bemüßigt fühlt, etwas zurückzugeben. Ein solcher Egoismus ist im Hinblick auf die betreffende Person selbst wie auch im Hinblick auf den anderen Menschen *pathogen*.

Meine bisherigen Ausführungen mögen zwar als rein philosophische Thesen daherkommen, doch sie führen zu folgender Annahme (und darin besteht die wichtige therapeutische Selbsttäuschung): Wenn man sich schuldig fühlen muss, weil man egoistisch gehandelt hat, sollte man sich noch viel schuldiger fühlen, weil man altruistisch gehandelt hat.

Die Leser und Leserinnen möchten nun vielleicht wissen, wie man diesem Dilemma entkommen kann. Wiederum ziehe ich den norwegischen Logiker Jon Elster (1987) heran, der einen Weg aus dieser Zwickmühle weist – den ich als *gesunden* Egoismus bezeichne. Elster belegt anhand einer strengen logisch-mathematischen Berechnung, dass ein kluges egoistisches Verhalten die adäquateste Form von Sozialverhalten ist. Der *strategische Egoist,* so Elster, sei eine Person, die so kalkuliert, dass sie aus ihren Beziehungen zu anderen Menschen den maximalen Vorteil ziehe. Das effizienteste Verhalten bestehe darin, dass man gibt, um etwas zu empfangen. Der *strategische Egoist* verteile seine Gaben in kleinen Portionen auf mehrere Personen; was er dafür als Gegenleistung bekomme, sei im Großen und Ganzen immer mehr als das, was er gegeben habe. Dieser Mechanismus könne auch von den anderen eingesetzt werden, weil das Verhalten unter dieser Art von Egoisten komplementär sei, d. h., dass sich ihr Verhalten gegenseitig die Waage halte – im Gegensatz zu der Interaktion zwischen dem *krankhaften* Egoisten und dem Altruisten, der den krankhaften Egoisten für sein Verhalten braucht.

Mit anderen Worten: Wenn ein Mensch die Haltung eines strategischen Egoisten einnimmt, folgt er dem Diktum Laotses: »Wenn du bekommen möchtest, fange an zu geben.« Ein solcher Mensch gestaltet seine Interaktion mit anderen nicht so, dass manche gewinnen und manche verlieren (was in der Spieltheorie als Nullsummenspiel bezeichnet würde); seine Interaktion ist so, dass entweder jeder gewinnt oder jeder verliert (ein Spiel, dessen Summe nicht null ist). Das Interessante an diesem Verhalten ist, dass man die für alle Beteiligten vorteilhafte Auswirkung der Kooperation erreicht, indem die Interaktion mit einem offen egoistischen Verhalten beginnt und den Effekt eines gesunden altruistischen Austauschs zwischen den Menschen hat.

Mit diesem ausführlichen Exkurs sollte gezeigt werden, dass es notwendig ist, die eine Selbsttäuschung, mit sich zufrieden zu sein, wenn man egoistisches Verhalten vermeidet, in eine andere Selbsttäuschung zu verkehren, die dahin geht, dass man sich einen »gesunden Egoismus« verschreibt. Dadurch kann man sich von der Tendenz befreien, dass man zu viel für die nahestehenden Menschen tun will und sie dadurch ihrer Fähigkeit beraubt, gesunde und funktionale Beziehungen zu sich selbst und zu anderen aufzubauen. Mithilfe dieser neuen Auffassung und Einstellung entledigt man sich auch der Neigung, sich schuldig zu fühlen, weil man etwas ausschließlich für sich selbst getan hat. Ein an dieser Sichtweise orientiertes Handeln macht einen selbst zufrieden und die Menschen um einen herum noch zufriedener.

Vergessen wir nicht, dass Egoismus schließlich nichts ist als »der perspektivische Blick auf die Realität: Alles, was weit von uns entfernt ist, wird kleiner« (Nietzsche, *Die fröhliche Wissenschaft*).

3.13 Sich Zerbrechlichkeit verschreiben

Mein letzter Vorschlag zum Gebrauch hilfreicher Selbsttäuschungen beschäftigt sich mit der Einstellung, die jeder Mensch zu seinen eigenen Schwächen hat. In dieser Hinsicht herrscht ebenfalls die allgemeine Auffassung, dass Zerbrechlichkeit oder stillschweigendes

Dulden grundsätzlich völlig negative Werte darstellten. Zu dieser fragwürdigen Überzeugung muss nicht viel gesagt werden; hilfreich ist dagegen die Beobachtung, dass jede vermutete Tugend zu einem Fehler wird, wenn man sie ins Gegenteil verkehrt, genauso wie jeder vermutete Fehler zu einer Tugend wird, wenn man ihn ins Gegenteil verkehrt.

Demzufolge kann die Schwäche eines Menschen zu einem Aspekt seiner Stärke werden, wenn er seine Schwäche nicht leugnet, sondern sie zielgerichtet einsetzt und nutzt. Wenn er die eigene Zerbrechlichkeit von sich weist, was sich in der Weigerung ausdrückt, zu seiner Begrenztheit und Selbstverleugnung zu stehen, kann er seine Schwächen schließlich nicht mehr beherrschen und wird von ihnen irgendwann einmal überwältigt. Wenn man dagegen die eigene Zerbrechlichkeit nicht nur akzeptiert, sondern sie sich auch noch verschreibt, hat dies ganz oft den Effekt, dass die potenziell negativen Auswirkungen der Schwäche weniger werden oder sogar ganz verschwinden.

Ein äußerst handfestes Beispiel dafür sind die sogenannten furchtlosen Männer (Seiltänzer, Naturforscher usw.), deren Aktivitäten im Regelfall mit extremen Risiken verbunden sind. Solche Menschen sind nicht bar jeglicher Angst, wie sie frank und frei zugeben. Sie haben Angst, akzeptieren sie und benutzen sie als Ressource, wenn sie sich mit den extremen Bedingungen konfrontieren, denen sie sich unterwerfen. In solchen (natürlich extremen) Fällen wird selbst das Zittern als eine Art Vergnügen erlebt.

Auch dem durchschnittlichen Menschen, der sich keinem Extremrisiko oder Leiden aussetzt, gibt die Selbsttäuschung einer paradoxen Verschreibung die Möglichkeit, nicht nur seine Schwäche zu thematisieren, sondern sie sich auch zu verschreiben. Wenn etwas Unfreiwilliges zu etwas Freiwilligem gemacht wird, wie ich dies im vorliegenden Buch mehrfach geschildert habe, wird seiner zügellosen Qualität etwas entgegengesetzt, was dazu führt, dass seine dysfunktionalen Konsequenzen abgefedert werden. Wir initiieren den gleichen Prozess, der in einer anderen Situation zur Konstruktion einer Pathologie führen würde – allerdings mit dem Unterschied, dass dieser Prozess dann in umgekehrter Richtung abläuft: *Similia similibus curantur* (Ähnliches wird mit Ähnlichem geheilt).

Auch hier besteht der Trick darin, dass wir etwas, dem ein Patient ausgeliefert ist, in etwas transformieren, mit dem er fertigwerden kann. Manchmal ist es so, dass ein Mensch, der anderen seine eigene Zerbrechlichkeit gesteht, nicht nur nicht zerbrechlich wirkt, sondern einen starken Eindruck macht; denn es braucht viel mehr Mut, zu seiner Zerbrechlichkeit zu stehen, als dazu, sie zu verstecken. In diesem Zusammenhang muss ich an einen alten Mann denken, der liebevoll zu seinem weinenden Enkelkind sagt: »Weißt du, manchmal braucht man viel Stärke und Mut, um weinen zu können.«

Diese Art der therapeutischen Selbsttäuschung beruht, kurz gesagt, darauf, dass man von folgender Annahme überzeugt ist: Wenn man sich die eigenen Schwächen verschreibt, verkehren sie sich ins Gegenteil und werden zu Stärken; wenn man die eigenen Schwächen aber zu unterdrücken oder zurückzuhalten versucht, werden sie übermächtig. Der bewusste Glaube an diese Annahme hilft ferner dabei: das *Vermeiden* gefürchteter Situationen zu *vermeiden;* den *Versuch*, seine Impulse zu kontrollieren, *nicht zu versuchen;* und sich so zu verhalten, *als ob* man seine Begrenztheiten überwinden könnte. Damit wird eine Spirale aus dysfunktionalen Einstellungen und Verhaltensweisen umgekehrt und in einen positiven Kreislauf verwandelt. Der Teufelskreis wird zu einem Tugendkreis.

Vor ein paar tausend Jahren sagte Laotse: »Die flexibelsten Dinge können die unflexibelsten Dinge bezwingen ... Es ist eine bekannte Tatsache, dass Flexibilität Widerstände überwindet und dass Weichheit Härten besiegt, aber niemand macht davon Gebrauch.«

Epilog

Zum Abschluss dieses Buches möchte ich noch ein paar besondere Punkte hervorheben und meiner Hoffnung Ausdruck verleihen, dass sie im Gedächtnis der Leser und Leserinnen angenehm verankert bleiben.

Der erste Punkt ist der, dass Wahrheit nicht vermittelt werden kann; denn »von jeder Wahrheit ist das Gegenteil ebenso wahr!« (Hermann Hesse, 1970, S. 463) – und dies ist das Paradoxon aller Paradoxa. Also kann der Mensch nur lernen, *operativ zu erkennen* und seine Realität strategisch zu bewältigen.

Der zweite Punkt ist der, den George Christoph Lichtenberg vor über 200 Jahren so formuliert hat: »Der Mensch ist so perfektibel und korruptibel, dass er aus Vernunft ein Narr werden kann« (*Sudelbuch* F, 536). Dieser Prozess kann jedoch zwei Richtungen nehmen; denn wie der Buddha Sakyamuni sagt, ist jeder Mensch selbst »der Schöpfer seiner vergangenen, gegenwärtigen und zukünftigen Bedingung. Glück oder Leiden hängen von seinem Geist und seiner Deutung ab«.

Der dritte Punkt ist der, dass jeder Mensch unweigerlich in Selbsttäuschungen lebt, die sich in ihrer jeweiligen Ausrichtung allerdings voneinander unterscheiden. Mit unserer Art von Therapie wollen wir Patienten dahin führen, dass sie Selbsttäuschungen konstruieren, die ihrem Leben besonders zuträglich sind. Dies ist gewissermaßen so, als ob man einem Menschen helfen würde, neue Dinge über sich zu entdecken, was Marcel Proust *(Auf der Suche nach der verlorenen Zeit)* aber anders betrachtet: »Die eigentliche Entdeckung besteht nicht darin, dass man neue Welten sieht, sondern darin, dass man seine Augen verändert.« Dies lässt sich schnell realisieren, wenn wir unseren Patienten beibringen, dass es nicht darum geht, *warum* und *was* gedacht werden muss, sondern dass es darum geht, *wie* man beobachten und *wie* man handeln muss. Selbst äußerst komplizierte Probleme können innerhalb kurzer Zeit behoben werden, wenn man den richtigen Schlüssel zur Lösung findet.

Der abschließende Punkt, den ich gerne im Gedächtnis der Leser und Leserinnen verankert wissen möchte, weil er meiner Auffassung nach alles Übrige in einem positiven Licht einfängt, ist ebenfalls schon von Lichtenberg formuliert worden: »Jeder Augenblick des Lebens, er falle, aus welcher Hand des Schicksals er wolle [...] zu dem bestmöglichen zu machen, darin besteht die Kunst des Lebens.«

Literatur

Ainslie, G. (1986): Beyond microeconomics. Conflict among interests in a multiple self as a determinant of value. In: J. Elster (ed.): The multiple self. Cambridge (Cambridge University Press), pp. 133–176.

American Psychiatric Association (1996): Diagnostisches und Statistisches Manual Psychischer Störungen DSM-IV. Göttingen (Hogrefe), 4. Aufl. [Amer. Orig. (1994): Diagnostic and statistical manual of mental disorders. Washington, DC (APA), 4. ed.]

Bloom, B. (1995): Planned short-term therapy. Needham Heights (Allen & Bacon).

Cade, B. a. W. H. O'Hanlon (1993): A brief guide to brief therapy. New York (Norton).

Cioran, E. M. (1986): Widersprüchliche Konturen: Literarische Porträts. Frankfurt a. M. (Suhrkamp).

Cioran, E. M. (1995): Syllogismen der Bitterkeit. Frankfurt a. M. (Suhrkamp).

Costa, N. da (1989): The logic of belief. *Philosophy and Phenomenological Research* 49: 431–446.

Costa, N. da (1990): Belief, contradiction, and the logic of self-deception. *American Philosophical Quarterly* 27: 179–197.

de Shazer, S. (1982): Some conceptual distinctions are more useful than others. *Family Process* 21: 79–93.

de Shazer, S. (1984): The death of resistance. *Family Process* 23: 11–17.

de Shazer, S. (1988): Utilization: The foundation of solutions. In: J. K. Zeig a. S. R. Lankton (eds.): Developing Ericksonian therapy: State of the art. New York (Brunner/Mazel), pp. 112–124.

de Shazer, S. (1989a): Wege der erfolgreichen Kurztherapie. Stuttgart (Klett-Cotta). [Amer. Orig. (1985): Keys to solution in brief therapy. New York (Norton).]

de Shazer, S. (1989b): Der Dreh: Überraschende Wendungen und Lösungen in der Kurzzeittherapie. Heidelberg (Carl-Auer), 9. Aufl. 2006. [Amerik. Orig. (1988): Clues: Investigating solutions in brief therapy. New York (Norton).]

de Shazer, S. (1992a): Muster familientherapeutischer Kurzzeit-Therapie. Paderborn (Junfermann). [Amer. Orig. (1982): Patterns of brief family therapy. New York (Guilford).]

de Shazer, S. (1992b): Das Spiel mit Unterschieden: Wie therapeutische Lösungen lösen. Heidelberg (Carl-Auer), 5. Aufl. 2006. [Amer. Orig. (1991): Putting difference to work. New York (Norton).]

de Shazer, S., I. K. Berg, E. Lipchik, E. Nunnally, A. Molnar, W. Gingerich, a. M. Weiner-Davis (1986): Brief therapy: Focused solution development. *Family Process* 25: 207–222.

Eigen, M. u. R. Winkler (1975): Das Spiel: Naturgesetze steuern den Zufall. München (Piper).

Elster, J. (ed.) (1986): The multiple self. Cambridge (Cambridge University Press).

Elster, J. (1987): Subversion der Rationalität. Frankfurt a. M. (Campus).

Erickson, M. H. (1954): Special techniques of brief hypnotherapy. *Journal of Clinical and Experimental Hypnosis* 2: 109–129. [Dt. (1997): Besondere Techniken zur Kurzzeit-Hypnotherapie. In: E. Rossi (Hrsg.): Gesammelte Schriften von Milton H. Erickson. Bd. 5: Innovative Hypnotherapie I. Heidelberg (Carl-Auer), S. 202–232.]

Erickson, M. H. (1958): Naturalistic techniques of hypnosis. *The American Journal of Clinical Hypnosis* 1: 3–8. [Dt. (1995): Natürliche Hypnosetechniken. In: E. Rossi (Hrsg.): Gesammelte Schriften von Milton H. Erickson. Bd. 1: Vom Wesen der Hypnose. Heidelberg (Carl-Auer), S. 245–256.]

Erickson, M. H. (1964): The confusion technique in hypnosis. *The American Journal of Clinical Hypnosis* 6: 183–207. [Dt. (1995): Die Konfusionstechnik in der Hypnose. In: E. Rossi (Hrsg.): Gesammelte Schriften von Milton H. Erickson. Bd. 1: Vom Wesen der Hypnose. Heidelberg (Carl-Auer), S. 359–406.]

Erickson, M. H. (1965): The use of symptoms as an integral part of hypnotherapy. *The American Journal of Clinical Hypnosis* 8: 57–65. [Dt. (1997): Nutzen des Symptoms als integraler Bestandteil der Hypnotherapie. In: E. Rossi (Hrsg.): Gesammelte Schriften von Milton H. Erickson. Bd. 5: Innovative Hypnotherapie I. Heidelberg (Carl-Auer), S. 279–293.]

Erickson, M. H. (1995–1998): Gesammelte Schriften von Milton H. Erickson. Bd. I–VI. (Hrsg. v. E. L. Rossi.) Heidelberg (Carl-Auer). [Amer. Orig. (1980): The collected papers of Milton H. Erickson on hypnosis. Vol. I, II, III, IV. (Ed. by E. L. Rossi.) New York (Irvington).]

Foerster, H. von (1991): Las semillas de la cibernética. In: M. Pakman (ed.): La cibernetica de segundo orden. Barcelona (Gedisa), pp. 9–11.

Glasersfeld, E. von (1996): Radikaler Konstruktivismus: Idee, Ergebnisse, Probleme. Frankfurt a. M. (Suhrkamp). [Engl. Orig. (1995): Radical constructivism. London (Falmer).]

Goethe, J. W. (2006): Maximen und Reflexionen. München (Beck).

Haley, J. (1978): Die Psychotherapie Milton H. Ericksons. München (Pfeiffer). [Amer. Orig. (1973): Uncommon therapy: The psychiatric techniques of Milton E. Erickson, M. D. New York (Norton).]

Hesse, H. (1970): Siddhartha. In: H. Hesse: Gesammelte Werke 5: Demian, Klingsor, Siddhartha. Frankfurt a. M. (Suhrkamp), S. 353–471.

Laborit, H. (1982): L'elogio della fuga. Milano (Mondadori).

Madanes, C. (1995): The violence of man. San Francisco (Jossey-Bass).

Madanes, C. (1997): Sex, Liebe und Gewalt: Therapeutische Strategien zur Veränderung. Heidelberg (Carl-Auer). [Amer. Orig. (1990): Sex, love, and violence. Strategies for transformation. New York (Norton).]

Nardone, G. (1991): Suggestione – ristrutturazione – cambiamento. L'approccio strategico e costruttivista alla psicoterapia breve. Milano (Giuffrè).

Nardone, G. (1995): Brief strategic therapy of phobic disorders: A model of therapy and evaluation research. In: J. H. Weakland a. W. A. Ray (eds.): Propagations. New York (Haworth).

Nardone, G. (1997): Systemische Kurztherapie bei Zwängen und Phobien: Einführung in die Kunst der Lösung komplizierter Probleme mit einfachen Mitteln. Bern (Hans Huber). [Ital. Orig. (1993): Paura, panico, fobie. Firenze (Ponte alle Grazie).]

Nardone, G. u. P. Watzlawick (1994): Irrwege, Umwege und Auswege: Zur Therapie versuchter Lösungen. Bern (Hans Huber). [Ital. Orig. (1990): L'arte del cambiamento. Manuale di terapia strategica e ipnoterapia senza trance. Firenze (Ponte alle Grazie).]

Omer, H. (1992): From the one true to the infinity of constructed ones. *Psychotherapy* 29: 253–261.

Omer, H. (1994): Critical interventions in psychotherapy. New York (Norton).

Ornstein, R. (1989): Multimind. Ein neues Konzept des menschlichen Geistes. Paderborn (Junferman).

Popper, K. (1994): Objektive Erkenntnis: Ein evolutionärer Entwurf. Hamburg (Hoffmann und Campe), 2. Aufl. [Engl. Orig. (1972): Objective knowledge: An evolutionary approach. Oxford (Clarendon).]

Rosenthal, R. u. L. Jacobson (1971): Pygmalion im Unterricht: Lehrererwartungen und Intelligenzentwicklung der Schüler. Weinheim (Beltz). [Amer. Orig. (1968): Pygmalion in the classroom: Teacher expectation and pupils' intellectual development. New York (Holt, Rinehart & Winston).]

Senger, H. von (2000a): Strategeme. Band I. Bern (Scherz), 11. Aufl.

Senger, H. von (2000b): Strategeme. Band II. Bern (Scherz).

Thom, R. (1990): Parabole e catastrofi. Milano (Il Saggiatore).

Watzlawick, P. (Hrsg.) (1981): Die erfundene Wirklichkeit: Wie wissen wir, was wir zu wissen glauben? Beiträge zum Konstruktivismus. München (Piper).

Watzlawick, P. (1990): Therapy is what you say it is. In: J. K. Zeig a. S. G. Gilligan (eds.): Brief therapy: Myths, methods, and metaphors. New York (Brunner/ Mazel), pp. 55–61.

Watzlawick, P. u. G. Nardone (cur.) (1999): Kurzzeittherapie und Wirklichkeit. München (Piper). [Ital. Orig. (1997): Terapia breve strategica. Milano (Raffaello Cortina).]

Watzlawick, P., J. H. Weakland u. R. Fisch (1974): Lösungen: Zur Theorie und Praxis menschlichen Wandels. Bern (Hans Huber). [Amerik. Orig. (1967): Change: Principles of problem formation and problem solution. New York (Norton).]

Weakland, J. H., R. Fisch, P. Watzlawick a. A. M. Bodin (1974): Brief therapy: Focused problem resolution. *Family Process* 13 (2): 141–168.

Über den Autor

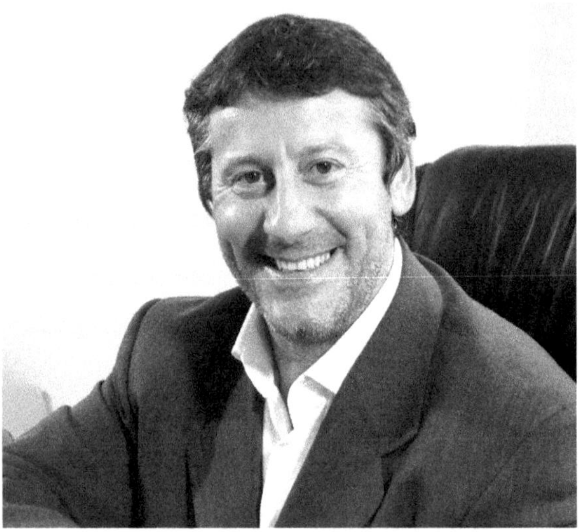

Giorgio Nardone, Klinischer Psychologe und Psychotherapeut, Direktor des Centro di Terapia Strategica und der Post Graduate School of Brief Strategic Psychotherapy in Arezzo bzw. Florenz. Dozent an der Fakultät für Psychologie der Universität Florenz. Koordinator des europäischen Netzwerks für Kurzzeittherapie und Systemische Therapie. Autor mehrerer Bücher, die in verschiedene Sprachen übersetzt wurden.

Kontakt: info@centroditerapiastrategica.com
www.centroditerapiastrategica.com